中国医学临床百家

张　健／主编

剖宫产切口憩室
2020观点

科学技术文献出版社
SCIENTIFIC AND TECHNICAL DOCUMENTATION PRESS
·北京·

图书在版编目（CIP）数据

剖宫产切口憩室2020观点 / 张健主编. —北京：科学技术文献出版社，2020. 8（2021.8重印）

ISBN 978-7-5189-6791-9

Ⅰ. ①剖…　Ⅱ. ①张…　Ⅲ. ①剖腹产—切开术　Ⅳ. ① R719. 8

中国版本图书馆 CIP 数据核字（2020）第 091428 号

剖宫产切口憩室2020观点

策划编辑：袁婴婴　责任编辑：帅莎莎　袁婴婴　责任校对：张吲哚　责任出版：张志平

出 版 者	科学技术文献出版社
地　　址	北京市复兴路15号　邮编　100038
编 务 部	（010）58882938，58882087（传真）
发 行 部	（010）58882868，58882870（传真）
邮 购 部	（010）58882873
官方网址	www.stdp.com.cn
发 行 者	科学技术文献出版社发行　全国各地新华书店经销
印 刷 者	北京虎彩文化传播有限公司
版　　次	2020 年 8 月第 1 版　2021 年 8 月第 2 次印刷
开　　本	710 × 1000　1/16
字　　数	90千
印　　张	10.25
书　　号	ISBN 978-7-5189-6791-9
定　　价	118.00元

编委会

主编： 张健

编者（按姓氏笔画排序）：

王晓凤　朱　茜　何小青　何晓英　张　朵

张　健　黄　鼎　蔡彦卿　潘洪杰

中国医学临床百家 总序

Preface

韩启德

欧洲文艺复兴后，以维萨利发表《人体构造》为标志，现代医学不断发展，特别是从19世纪末开始，随着科学技术成果大量应用于医学，现代医学发展日新月异，发生了根本性的变化。

在过去的一个世纪里，我国现代化进程加快，现代医学也急起直追。但由于启程晚，经济社会发展落后，在相当长的时期里，我国的现代医学远远落后于发达国家。记得20世纪50年代，我虽然生活在上海这个最发达的城市里，但是母亲做子宫切除术还要到全市最高级的医院才能完成；我患猩红热继发严重风湿性心包炎，只在最严重昏迷时用过一点青霉素。20世纪60—70年代，我从上海第一医学院毕业后到陕西农村基层工作，在很多时候还只能靠“一根针，一把草”治病。但是改革开放仅仅40多年，我国现代医学的发展水平已经接近发达国家。可以说，世界上所有先进的诊疗方法，中国的医生都能做，有的还做得更好。更为可喜的是，近年来我国医学界开始取得越来越多的原创性成果，在某些点上已经处于世界领先地位。中国医生已经不再盲从发达国家的疾病诊疗指南，而能根据我们自己的经验和发现，根据我国自己的实际情况制定临床标准和规范。我们越来越有自己的东西了。

要把我们"自己的东西"扩展开来，要获得越来越多"自己的东西"，就必须加强学术交流。我们一直非常重视与国外的学术交流，第一时间掌握国外学术动向，越来越多地参与国际学术会议,有了"自己的东西"也总是要在国外著名刊物去发表。但与此同时，我们更需要重视国内的学术交流，第一时间把自己的创新成果和可贵的经验传播给国内同行，不仅为加强学术互动，促进学术发展，更为学术成果的推广和应用，推动我国医学事业发展。

我国医学发展很不平衡，经济发达地区与落后地区之间差别巨大，先进医疗技术往往只有在大城市、大医院才能开展。在这种情况下，更需要采取有效方式，把现代医学的最新进展以及我国自己的研究成果和先进经验广泛传播开去。

基于以上考虑，科学技术文献出版社精心策划出版《中国医学临床百家》丛书。每本书涵盖一种或一类疾病，由该疾病领域领军专家撰写，重点介绍学术发展历史和最新研究进展，并提供具体临床实践指导。临床疾病上千种，丛书拟以每年百种以上规模持续出版，高时效性地整体展示我国临床研究和实践的最高水平，不能不说是一个重大和艰难的任务。

我浏览了丛书中已经完稿的几本书，感觉都写得很好，既全面阐述了有关疾病的基本知识及其来龙去脉，又介绍了疾病的最新进展，包括笔者本人及其团队的创新性观点和临床经验，学风严谨，内容深入浅出。相信每一本都保持这样质量的书定会受到医学界的欢迎，成为我国又一项成功的优秀出版工程。

《中国医学临床百家》丛书出版工程的启动，是我国现代医学百年进步的标志，也必将对我国临床医学发展起到积极的推动作用。衷心希望《中国医学临床百家》丛书的出版取得圆满成功！

是为序。

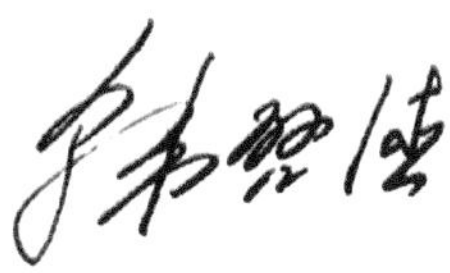

序

Preface

生殖是人类生存延续的永恒主题。我国是人口大国，提高出生人口质量、保障母婴安全是助力健康中国建设的重要环节。在生育方式中，虽然大力倡导自然分娩，但由于各种因素影响，临床剖宫产率仍然较高。作为产科领域中的重要手术，剖宫产是解决难产或某些产科合并症的有效手段，然而也会带来一些近远期并发症。因此，防治剖宫产术后并发症是妇产科医生极为关注的问题。其中剖宫产切口憩室这一并发症因其发病时间不确定、临床表现具有混淆性、诊断对影像学检查技术要求高等因素，近年来才逐渐被人们所认识，与之相关的专著更是寥若晨星。

事实上，剖宫产后再生育的育龄妇女中，很大一部分面临着剖宫产切口憩室继发不孕、切口妊娠发病率显著升高、孕期风险及产后出血风险大幅增加等一系列问题。尤其是随着2016年我国正式实施“全面二孩”政策，相应问题更加凸显，迫切需要专业领域的解读分析及规范处理，进一步保障生殖健康及安全。因此，编纂一部科学理论与临床应用并重的专业书籍极为必要。正是在这种形势下,欣然看到张健教授主编的《剖宫产切口憩室2020观点》应运而生。

剖宫产切口憩室的疾病特点，使其成为了产科、妇科医生共同关注并需要携手预防、诊断、治疗的疾病。本书正是从这一角度出发，系统而又有针对性地进行阐述，涵盖疾病预防、流行病学特点、临床表现、诊断、治疗及预后等多个方面。内容详实丰富，深入浅出，是一部临床实用、构思严密、兼容并蓄的专业论著。

纵观全书，深感有以下几项可读之处：

其一，本书不仅汇集了国内外剖宫产切口憩室的前沿研究成果，更展示了大量张健教授研究团队的临床研究数据，他山之石与本土之玉相得益彰、珠壁交辉。

其二，开创性地建立了疾病预测模型、应用三维MRI对剖宫产切口憩室进行模型重建，真正体现了通过应用前沿技术方法解决临床需求。

其三，张健教授从事剖宫产切口憩室的临床诊治工作多年，治疗效果拔群，尤其是书中重点阐释了各种手术方式的要点，极为方便广大同行借鉴学习。

其四，本书的图解、影像学图像、手术图像等都非常清晰易懂，利于各层次的医生阅读理解。

对于此书，实为有幸先睹为快，亦深受启发，颇多感悟。憩室虽小，不可轻视，从剖宫产的那一刻起，便持续影响着女性后继数十年的生殖健康和生活质量；憩室虽小，学问可大，将来有待联合妇科、产科医生共同制订指南、形成一体化诊疗体系。祝愿此书出版，成为国内妇产科相关专业人员重要的参考规范，对于广大读者有所裨益和启迪，祈愿我国的妇幼健康事业蓬勃发展，更上一层楼。

中国科学院院士　黄荷凤

2020年5月上海

主编简介

Author introduction

张健，医学博士，主任医生，博士生导师，上海交通大学医学院附属国际和平妇幼保健院妇科行政副主任，中国妇幼保健协会生殖外科学组副组长，中国整形美容协会科技创新与器官整复分会常务理事，中华医学会上海妇产科学分会委员，中华医学会上海妇产科分会妇科内镜学组副组长，九三学社上海市委医疗专业委员会副主任。

主攻腹腔镜、宫腔镜诊治妇科疾病，曾赴香港玛丽医院、美国贝勒医学院学习机器人腹腔镜技术，每年主持完成200余例复杂的腹腔镜与宫腔镜四级手术。近十年来带领团队从基础、临床、科研全面发展，形成一个完整的学科体系。在子宫内膜异位症、剖宫产切口憩室、女性生殖整复等亚专科领域具有鲜明的诊治特色，得到国内外同行的高度认可。目前作为课题负责人承担国家重点研发计划“生殖健康及重大出生缺陷防控研究”，负责“社区育龄人群生殖健康相关疾病发病情况与生殖问题现状评估”课题，主持上海市临床重点专科建设、国家自然科学基金等项目10余项，以第一/通讯作者发表专题论著和论述50余篇，其中SCI收录20余篇，专利发明1项。

前言
Foreword

近 30 多年来，我国剖宫产率持续升高，随着二孩时代的来临，剖宫产切口憩室作为剖宫产术后常见并发症，其对广大妇女健康的近期、远期影响越来越受到人们的关注，也成为国内外广大妇产科医生关注的热点问题。

然而，目前国内外尚缺乏对剖宫产切口憩室的系统性研究，因此对于其发病率、危险因素、各种近远期并发症的诊治手段及效果仍未形成广泛共识。

近年来，随着妇产科医生诊疗意识的增强和影像学技术的发展，诊断剖宫产切口憩室已非难事。但从“治未病”的角度出发，如何降低切口憩室的发病率，预防憩室的发生仍是我们亟待解决的问题。此外，对于如何解决其后继一系列棘手问题，如剖宫产切口憩室术前评估、个体化治疗方案制订、剖宫产瘢痕妊娠终止妊娠方法、剖宫产瘢痕妊娠孕期管理等，我们仍需高质量大样本的临床研究数据和丰富的临床经验为此提供支持。

本书从剖宫产切口憩室的预防、诊断、治疗方法和技巧、疗效评估等方面入手，对目前国内外相关研究进展进行了阐述和讨论。同时，也汇集总结了本临床研究团队的诊治技巧及经验，以及近年来所进行的一系列相关临床研究数据。

撰写本书旨在帮助妇产科医生全方位深入认识由剖宫产所带来的切口憩室这一疾病，强化妇科、产科联合防治观念，建立专病一贯式个体化医疗服务，为平稳过渡“一孩、二孩时代”和提高广大妇女生活质量提供保障。

目 录
Contents

剖宫产切口憩室的流行病学

1955 年西班牙学者首次报道了剖宫产切口憩室，其最常见于剖宫产术后，也可见于子宫肌瘤剔除、子宫畸形矫治等子宫手术后。剖宫产率在全球范围内均处于上升趋势。在英国，1990 年的剖宫产率为 12%，到了 2008 年上升至 29%；在美国，2011 年的剖宫产率为 33%；在巴西，1970 年剖宫产率为 15%，至 2004 年私人诊所的剖宫产率高达 80%；而在中国，过去 30 年来，由于计划生育政策的落实，大多数妇女只能生育一胎，剖宫产率由 1985 年的 2% 猛增至 2010 年的 58%，个别医院高达 70% 以上。剖宫产率的快速上升引起了人们对剖宫产切口愈合不良及其潜在的近、远期并发症的极大关注。

1. 目前对 CSD 尚无统一定义

目前对剖宫产切口憩室尚无统一定义。Wang 等和 Ofili-Yebovi 等作者分别经阴道超声测量有剖宫产术史妇女 4250 例和

324 例，均使用瘢痕缺陷（scar defect）这一术语。此外，众多学者根据不同的诊断方法对剖宫产切口愈合不良提出不同的命名，包括憩室（diverticulum）、袋状（pouch）、龛影（niche）和子宫峡部膨出（isthmocele）等。目前国内比较一致地认为：剖宫产后的子宫切口愈合不良称为剖宫产瘢痕缺陷（cesarean scar defect，CSD），亦称剖宫产切口憩室，是指剖宫产术后的子宫切口肌层由于愈合缺陷而形成向子宫浆膜层突起的楔状充盈缺损，出现局部扩张或囊状的突起（图 1）。

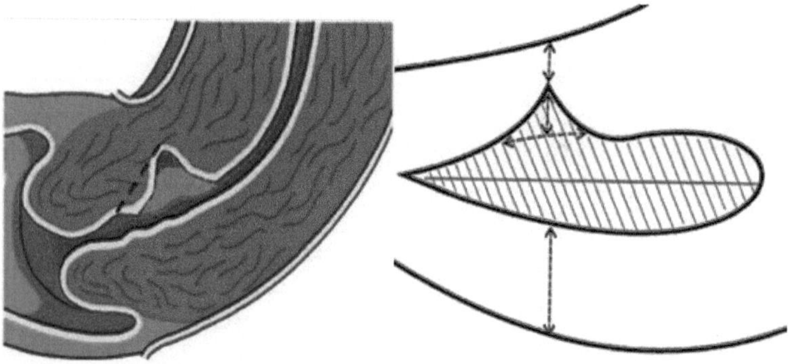

图 1 剖宫产切口愈合缺陷

图片引自：VAN DER VOET L F，VERVOORT A J，VEERSEMA S，et al. Minimally invasive therapy for gynaecological symptoms related to a niche in the caesarean scar：a systematic review. BJOG，2014，121（2）：145–56.

2. CSD 患病率尚缺乏系统的研究

CSD 患病率尚缺乏系统研究，并且不同研究之间患病率差别很大。目前已有的报道显示，经不用任何介质的经阴道超声诊断 CSD 患病率为 6% ～ 80%；Bij De Vaate AJ 等将 CSD 定义为深度至少为 1 mm 的无回声，入组 225 名剖宫产患者，术后 6 ～ 12 个月行阴道超声检查，患病率为 24%；Osser OV 等将阴道超声无回声区深度＞ 2.2 mm 定义为大缺损，在仅有一次剖宫产史患者中 CSD 患病率为 14%；一项台湾地区研究将因妇科疾病就诊、有剖宫产史的 4250 名患者纳入研究，行阴道超声检查后发现 CSD 患病率为 6.9%。然而，经用任何介质的经阴道超声诊断 CSD 的患病率为 56% ～ 78%，明显高于非介质经阴道超声 CSD 的患病率。CSD 发生率的差异可能与诊断方法（如操作人员的不同）、判断标准及研究方法的差异有关。

我院前期在国内率先进行了一项探索上海地区剖宫产术后 CSD 发病率的前瞻性队列研究，也是国内首次报道 CSD 患病率。该队列纳入 514 例剖宫产妇女，产后 6 周经阴道超声检查，有 43.4%（95% *CI*：39.1 ～ 47.7）存在深度≥ 2 mm 的 CSD。

参考文献

1. VAN DER VOET L F，VERVOORT A J，VEERSEMA S，et al. Minimally invasive therapy for gynaecological symptoms related to a niche in the caesarean scar：a systematic review[J]. BJOG，2014，121（2）：145-56.

2. WANG C B，CHIU W W，LEE C Y，et al. Cesarean scar defect：correlation between cesarean section number，defect size，clinical symptoms and uterine position[J]. Ultrasound Obstet Gynecol，2009，34（1）：85-89.

3. 苏翠红．剖宫产子宫切口憩室的诊疗进展 [J]. 实用妇产科杂志，2013，29 (4)：262-264.

4. OSSER O V，JOKUBKIENE L，VALENTIN L. High prevalence of defects in cesarean section scars at transvaginal ultrasound examination[J]. Ultrasound Obstet Gynecol，2009，34（1）：90-97.

5. BIJ DE VAATE A J，BROLMANN H A，VAN DER VOET L F，et al. Ultrasound evaluation of the cesarean scar：relation between a niche and postmenstrual spotting[J]. Ultrasound Obstet Gynecol，2011，37（1）：93-99.

6. OSSER O V，JOKUBKIENE L，VALENTIN L. Cesarean section scar defects：agreement between transvaginal sonographic findings with and without saline contrast enhancement[J]. Ultrasound Obstet Gynecol，2010，35（1）：75-83.

7. UPPAL T，LANZARONE V，MONGELLI M. Sonographically detected caesarean section scar defects and menstrual irregularity[J]. J Obstet Gynaecol，2011，31（5）：413-416.

8. PAN H，ZENG M，XU T，et al. The prevalence and risk predictors of cesarean scar defect at 6 weeks postpartum in Shanghai，China：a prospective cohort study[J]. Acta Obstet Gynecol Scand，2019，98（4）：413-422.

（张　健）

剖宫产切口憩室的发病因素

自从人们认识到 CSD 的广泛影响之后，2010 年后大量研究开始关注 CSD 的发病因素，但由于剖宫产后子宫这一器官的特殊性，至今我们对 CSD 的发生过程并不十分清楚。总结各种危险因素其可以分为两大类——手术相关因素和患者相关因素。

（1）手术相关因素：①剖宫产子宫切口位置过低（或位于宫颈）。②子宫切口没有完全缝合（由于单层缝合，避开蜕膜的缝合或锁边缝合）。③造成粘连形成的手术操作（不关闭腹膜、止血不足、应用缝合或者防粘连连材料）。

（2）患者相关因素：①影响正常伤口愈合及相关血管生成的因素。②感染与抗生素的应用不足。③凝血功能的影响。

3. 手术相关因素

（1）剖宫产子宫切口位置过低可能导致 CSD

剖宫产切口若在宫颈，则可能存在黏液腺向切口分泌而妨碍切口的愈合。局限性的黏液形成可能导致肌层裂开，此外局部的黏液在吻合部位的聚集可能形成潴留囊肿或导致 CSD 随着时间而增大。

在实际手术中，常发现位于宫颈的 CSD 会更大，常伴随阴道分泌褐色黏液等症状。有些剖宫产相关研究与之相互印证，如一项研究报道称，非常低的子宫切口是一项大 CSD 的独立危险因素；另一项研究也表明，在活跃期的剖宫产存在更高的 CSD 发病率。

（2）CSD 发病与子宫切口缝合方法密切相关

许多学者认为，在手术相关因素中，CSD 的发病与子宫切口的缝合方法关系更密切。剖宫产切口的缝合方法因不同时期、地区及术者的偏好而不同，例如，子宫肌层的缝合有单层和双层缝合；根据是否缝合蜕膜可分为缝合或避开蜕膜缝合；根据是否缝合浆膜层区分；根据缝线的走行可分为锁边缝合与非锁边缝合。因此，根据不同缝合层数、是否避开内膜，以及是否锁边可形成多种缝合方法的组合。

①是否穿透蜕膜层的缝合方法

研究剖宫产缝合方式的报道近年来大幅增加，对于 CSD 发生的缝合因素，目前最为关注的是缝合肌层时是否缝合蜕膜。早在 1967 年，Alfred 等通过产后 42 天子宫造影发现剖宫产子宫切口处愈合缺陷存在 60% 以上，且由于包含蜕膜层的缝合可能导致子宫内膜错位至肌层，其较不含蜕膜层的缝合更易致切口缺陷。由此多数产科医生剖宫产切口缝合时避开蜕膜层。在1991年由程志厚编著的《剖宫产及相关问题》中提及：历来多数产科医生认为，在缝合子宫切口第一层时，一定要避开子宫蜕膜，以免引起子宫内膜异位症。对此尽管没有确切的客观资料加以证实，但却成了一个牢固的概念。而早在1975年就有学者通过对孕兔的观察，未发现因为缝合了子宫蜕膜而导致子宫内膜异位症的例子。同样，在《威廉姆斯产科学（第24版）》也强调因子宫切口缝合穿透蜕膜引起子宫内膜异位的情况是极少见的。此外，在2007年由曹泽毅主编的《中华妇产科学》一书中也提到："过去强调缝合子宫肌层不要穿透蜕膜层，理由是预防子宫内膜异位症的发生，但经过临床观察认为，不缝合蜕膜层与缝合蜕膜层子宫内膜异位症的发生无差别，而且手术中很难准确掌握仅留蜕膜层不缝合，可能有时有部分肌层没缝完，反而会造成出血，因此有人主张全层缝合子宫肌层。"当今，多数学者认为避开蜕膜层的缝合技术由于有时部分深肌层的不完全缝合，是造成目前缺陷发生的直接原因（图2）。2000—2007年在土耳其进行的小型随机对照研究显示，穿透蜕膜层和避开蜕膜层两种不同的技术对比，认为穿透蜕膜层的缝合技术可以显著降低剖宫产术后子宫切口愈合不良的发生率。该研究是目前唯一一项关注子宫切口缝合关闭时是否应该穿透子宫蜕膜层的随机对照研究，因此成为美国制订临床指南和参考资料的依据，故近年来穿透蜕膜层缝合技术已被美国各大临床医疗机构广泛采用，如2012年美国版产科学、

2015 年美国贝勒医学中心指南及 2016 年 7 月更新的 UpToDate。但该研究样本量小（两组共 78 例），单中心，产后 42 天随访时间短，作者本身指出该研究为试点研究，该研究的临床循证医学证据级别不足二级，不足以成为全球的指南标准。因此，荷兰阿姆斯特丹大学医学中心的 Huirne JAF 等发起一项剖宫产切口单层和双层非锁边缝合与切口愈合关系的多中心大样本临床随机对照研究（2 Close Trail，计划纳入 2300 例病例），但该项研究目前还正在进行中。国内迄今关于子宫切口的缝合是否穿透蜕膜层仍没有统一标准，2014 年我国《剖宫产手术的专家共识》未对是否穿透蜕膜缝合剖宫产子宫切口做出明确规范。前期我们在全国的产科医生问卷调查中发现，不同医生根据自己的操作习惯，两种缝合方式都有广泛采用。同时，因为评价技术、标准有一定的差异，国内不同研究的结果差异较大，给临床决策与缝合方式的选择带来困难。

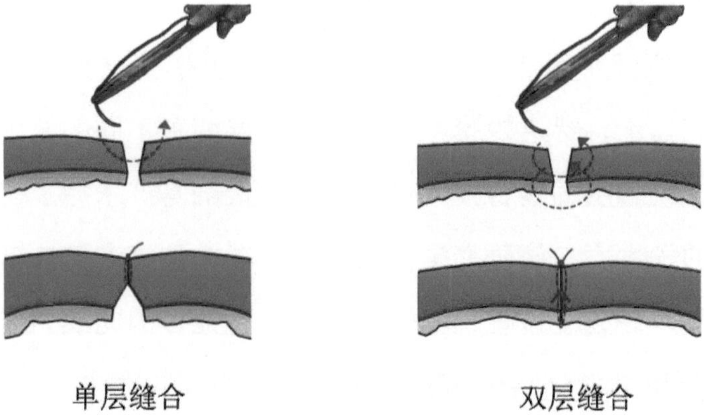

图 2　缝合方式

图片引自：VERVOORT A J，UITTENBOGAARD L B，HEHENKAMP W J，et al. Why do niches develop in caesarean uterine scars? Hypotheses on the aetiology of niche development. Hum Reprod，2015，30（12）：2695-2702.

我院一项研究通过阴道超声随访 514 例剖宫产术后 6 周子宫憩室发病情况，结果发现产后发热［体温（T）≥ 38.0℃，CSD 发病率为 44.1%］及产后亚临床感染（37.5℃≤ T ＜ 38.0℃，CSD 发病率为 58.5%）是 CSD 的高危因素（*OR* 分别为 2.7 和 3.3）；此外，产后血小板计数低（≤ 150×10^9/L）和高纤维蛋白原（≥ 4.5 g/L）会增加子宫憩室的发病率（*OR* 分别为 2.0 和 1.7），而切口处内膜缝合与否并非 CSD 的危险因素。

②单层或双层缝合方式

最早关于子宫的单 / 双层缝合在子宫瘢痕愈合上的对比研究发表于 1967 年，该研究认为单层缝合方法较好。2014 年关于单层与双层子宫切口缝合的随机对照试验未发现其存在差异。另一项研究发现，第一次剖宫产采用双层缝合的妇女在第二次怀孕孕晚期子宫瘢痕处厚度相对单层缝合的妇女更厚。到目前为止，剖宫产切口的单层缝合与双层缝合对 CSD 的影响仍然没有定论，仍需要大规模研究进行验证。

理论上，多种因素可致剖宫产术后粘连的形成，如止血不足、感染所致的炎症、组织缺血甚至断血等都是粘连形成的因素。

对于缝合方式的研究，不能仅停留在二维图形的想象，需要对缝合后子宫切口部位的各个解剖层次进行立体的力学分析。同时，剖宫产后的子宫是一个动态收缩且缓慢复旧的类球形器官，它与周边脏器的粘连也可能影响到 CSD 的发生发展（图 3）。因此，剖宫产后子宫的缝合因素在 CSD 发生的机制中需要进一步研究。

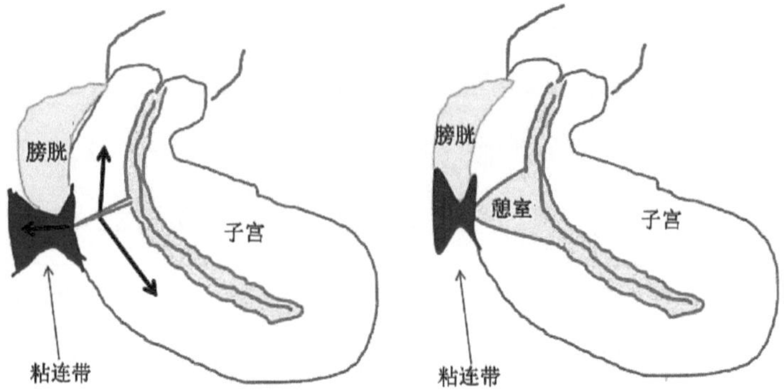

图 3 存在瘢痕粘连处的力学分析发现，其可导致子宫憩室的发生

图片引自：VERVOORT A J，UITTENBOGAARD L B，HEHENKAMP W J，et al. Why do niches develop in caesarean uterine scars? Hypotheses on the aetiology of niche development. Hum Reprod，2015，30（12）：2695-2702.

4. 患者相关因素

相比手术相关因素，患者相关因素的研究相对较少，且相关研究的设计往往为回顾性研究，循证级别不高。多项研究表明，剖宫产的次数越多，发生 CSD 的风险越大。也有很多研究表示，后位子宫发生 CSD 的概率要高。但考虑到剖宫产后子宫位置可能变化，到底是因为 CSD 导致了子宫后位，还是后位子宫又发了 CSD，仍然存在争论。另有研究发现，年龄（≥ 30 岁）、肥胖 [体质量指数（body mass index，BMI）≥ 28.0]、胎膜早破、选择性剖宫产、产后贫血、白细胞升高（白细胞≥ 12.5×10^9/L）是 CSD 的危险因素。也有研究表明子痫前期 / 子痫的患者更易发生 CSD，但是并没有深入研究是血压异常导致子宫血流灌注异常，还是降压药物或其他因素导致了 CSD 的发生。

5. 上海地区 CSD 发病率及危险因素研究

我国是人口大国，并且有着居高不下的剖宫产率，随着过去三十年计划生育政策的结束，有更多有剖宫产史的经产妇再次妊娠。而国内的剖宫产子宫缝合并没有统一的标准，但大多数采用双层缝合，在缝合肌层时是否带上蜕膜仍然存在争议，两种缝合方式都广泛采用。

然而，大量 CSD 患者因各种并发症求医，其中不乏子宫瘢痕缺陷处妊娠甚至妊娠期子宫瘢痕破裂等高危情况。卫生部门迫切需要我国 CSD 的流行病学资料，但国内鲜有关于 CSD 的流行病学研究。在此背景下，我院率先在国内进行了一系列 CSD 相关研究，其中一项旨在探索上海地区剖宫产术后 CSD 发病率及其危险因素的前瞻性队列研究为国内首次 CSD 发病率报道，该研究同时发现了一些先前被忽略的与患者因素相关的 CSD 危险因素。该队列纳入 587 名受试者，最终 514 名完成了队列。在产后 6 周经阴道超声检查中有 43.4%（95% *CI*：39.1 ～ 47.7）的剖宫产术后妇女存在深度≥ 2 mm 的 CSD。

(1) 围产期孕妇的凝血功能可能与 CSD 的产生存在密切关系

在凝血功能方面，术前血纤维蛋白原≥ 4.5 g/L 的妇女相较＜4.5 g/L 的妇女更容易出现CSD（*aOR*=1.7，95% *CI*：1.1～2.5，$P = 0.016$）。术后次日早晨的血小板计数（platelet，PLT）则与 CSD 的发生率成反比，PLT ≤ 150×10^9/L、150×10^9/L ＜ PLT ＜ 210×10^9/L

及 PLT ≥ 210×10^9/L 的三组人群 CSD 发病率分别为 49.6%（95% *CI*：40.5 ～ 58.7）、45.6%（95% *CI*：39.2 ～ 52.0）、35.4%（95% *CI*：27.9 ～ 42.3），$P_{趋势}$ = 0.043。这提示围产期孕妇的凝血功能可能与 CSD 的产生存在密切关系。

（2）产褥期感染可能是 CSD 的危险因素，而抗生素可为保护因素

在剖宫产后体温观察中，产后体温表现正常（T ＜ 37.5℃）的妇女 CSD 发病率最低（33.9%，95% *CI*：28.4 ～ 39.5），而低热组（37.5 ～ 37.9℃）及发热组（T ≥ 38.0℃）的发病率均显著高于正常体温妇女，分别为 44.1% [95% *CI*：31.0 ～ 57.1（*aOR*= 2.7，95% *CI*：1.3 ～ 5.2）] 和 58.3% [95% *CI*：50.9 ～ 65.7（*aOR*=3.3，95% *CI*：2.1 ～ 5.3）]。此外该研究还发现，围手术期抗生素的使用量与 CSD 的发病呈负相关，提示产褥期感染可能是 CSD 的危险因素，而抗生素可为保护因素。

参考文献

1. VERVOORT A J，UITTENBOGAARD L B，HEHENKAMP W J，et al. Why do niches develop in caesarean uterine scars? Hypotheses on the aetiology of niche development[J]. Hum Reprod，2015，30（12）：2695-2702.

2. ANTILA-LÅNGSJÖ R M，MÄENPÄÄ J U，HUHTALA H S，et al. Cesarean scar defect：a prospective study on risk factors[J]. Am J Obstet Gynecol，2018，219（5）：

458. e1-458. e8.

3. WANIOREK A. Hysterography after cesarean section for evaluation of suturing technic[J]. Obstet Gynecol，1967，29（2）：192-199.

4. YAZICIOGLU F，GOKDOGAN A，KELEKCI S，et al. Incomplete healing of the uterine incision after caesarean section：is it preventable[J]. Eur J Obstet Gynecol Reprod Biol，2006，124（1）：32-36.

5. STEGWEE S I，JORDANS I P M，VAN DER VOET L F，et al. Single- versus double-layer closure of the caesarean （uterine） scar in the prevention of gynaecological symptoms in relation to niche development-the 2 Close study：a multicenter randomised controlled trial[J]. BMC Pregnancy Childbirth，2019，19（1）：85.

6. 中华医学会妇产科学分会产科学组 . 剖宫产手术的专家共识（2014）[J]. 中华妇产科杂志，2014，49（10）：721-724.

7. PAN H，ZENG M，XU T，et al. The prevalence and risk predictors of caesarean scar defect at 6 weeks postpartum in Shanghai，China：a prospective cohort study[J]. Acta Obstet Gynecol Scand，2019，98（4）：413-422.

8. ROBERGE S，DEMERS S，BERGHELLA V，et al. Impact of single- vs double-layer closure on adverse outcomes and uterine scar defect：a systematic review and metaanalysis[J]. Am J Obstet Gynecol，2014，211（5）：453-460.

9. VACHON-MARCEAU C，DEMERS S，BUJOLD E，et al. Single versus double-layer uterine closure at cesarean：impact on lower uterine segment thickness at next pregnancy[J]. Am J Obstet Gynecol，2017，217（1）：65. e1-65. e5.

10. VIKHAREVA OSSER O，VALENTIN L. Risk factors for incomplete healing of the uterine incision after caesarean section[J]. BJOG，2010，117（9）：1119-1126.

11. VOET L L，VAATE A M，HEYMANS M W，et al. Prognostic factors for

niche development in the uterine caesarean section scar[J]. Eur J Obstet Gynecol Reprod Biol，2017，213：31-32.

12. CHEN Y，HAN P，WANG Y J，et al. Risk factors for incomplete healing of the uterine incision after cesarean section[J]. Arch Gynecol Obstet，2017，296（2）：355-361.

13. OSSER O V，JOKUBKIENE L，VALENTIN L. High prevalence of defects in cesarean section scars at transvaginal ultrasound examination[J]. Ultrasound Obstet Gynecol，2009，34（1）：90-97.

（潘洪杰　张　健）

剖宫产切口憩室的临床表现

6. 异常子宫出血是 CSD 的主要临床症状

剖宫产切口愈合不良近期有产后出血、子宫切口愈合不良，甚至子宫破裂的并发症风险；远期主要表现为异常子宫出血、慢性盆腔痛、性交痛、尿痛、子宫瘢痕部位妊娠、继发不孕等，其再次妊娠时显著增加妊娠风险，如更易引起切口妊娠、憩室腔妊娠，孕晚期子宫下段肌层易出现肌层菲薄、瘢痕分离及子宫破裂大出血等风险，严重威胁母儿生命。

文献报道，在 CSD 患者中，29% ～ 82% 有异常子宫出血，主要表现为剖宫产后月经期后淋漓出血、经间期淋漓出血、不规则出血、月经增多。另一项研究表明，CSD 与异常子宫出血的相关性为 29% ～ 33%。CSD 导致的异常子宫出血可能与下列因素有关：①憩室处由于缺少子宫肌层，子宫内膜周期性剥脱后，因 CSD 部位收缩不良，导致出血；②憩室处子宫内膜周期性剥脱后，创面为切口瘢痕，血运较差，子宫内膜周期性剥脱后创面修复较慢、较差，致经后点滴出血；③憩室与子宫的通道较小，影响子宫内膜周期性剥脱出血的排出，致排出不畅或延期排出；④憩室处积血积液，可并发感染出血，致经期延长（此类患者易合并感染，加重异常子宫出血）。

7. CSD 患者可伴有慢性盆腔痛

CSD 患者还可伴有慢性盆腔痛（发生率为 39.6%）、性交痛（发生率为 53.1%）及尿痛（发生率为 18.3%）等慢性疼痛症状，严重影响妇女生活质量和身心健康。

8. CSD 患者辅助生殖妊娠率显著低于阴道分娩者

近期国内有学者认为，剖宫产瘢痕子宫妇女通过辅助生殖技术的临床妊娠率明显低于仅有阴道分娩史者，且合并 CSD 者在解冻移植周期中，其胚胎种植率、临床妊娠率均显著降低，但并不增加流产率。目前尚无合并 CSD 者继发不孕发病率的确切报道，有研究表明剖宫产后再次妊娠的不孕率及活产率分别比仅有阴道分娩史者低 9% 及 11%。继发不孕的原因尚未明确，推测与以下因素有关：① Fabres 等认为宫颈部位存在积血可影响宫颈黏液的质量，妨碍精子穿透宫颈管，减低精子活力，最终影响胚胎的着床；②后倾子宫有经血积聚在宫腔内，导致不孕；③由于经血排出不畅，憩室腔和宫腔慢性炎症，导致受精卵的种植或体外受精 - 胚胎移植的失败。

9. CSD 患者再次妊娠有子宫破裂的风险

CSD 患者再次妊娠有子宫破裂的风险。子宫破裂是危及母胎生命的严重并发症，有文献报道，有剖宫产史的妊娠妇女，其再次经阴道分娩时子宫破裂的风险为 0.78%，而再次剖宫分娩的子宫破裂风险为 0.022%。然而，子宫破裂在 CSD 孕妇中的发生率尚无报道。由于切口开裂不是子宫全层撕裂，往往没有临床症状，大部分切口开裂在剖宫产时才被术者发现，CSD 是否会增加再次妊娠切口开裂的风险目前亦尚无定论。剖宫产术后阴道试产（trial of labor after cesarean，TOLAC）成功率各国报道不一，1990—2009 年美国 TOLAC 成功率为 39% ～ 70%，文献报道最高成功率达 80%。我国 TOLAC 成功率报道为 35% ～ 92%，CSD 是否降低再次妊娠阴道试产的成功率目前亦尚无相关研究报道。

综上所述，近 30 年来，剖宫产率直线上升，随之 CSD 的人群也直线增加。该病所带来的危害严重影响妇女生活质量甚至威胁生命安全，其致病因素、诊断标准、防治措施均缺乏高级别循证医学证据。该病所带来的问题使妇科、产科、计划生育科、生殖科、影像科医生面临巨大的挑战，故CSD的防治任重而道远。

参考文献

1. OSSER O V，JOKUBKIENE L，VALENTIN L. Cesarean section scar defects：agreement between transvaginal sonographic findings with and without saline contrast enhancement[J]. Ultrasound Obstet Gynecol，2010，35（1）：75-83.

2. WANG C B，CHIU W W，LEE C Y，et al. Cesarean scar defect：correlation between cesarean section number，defect size，clinical symptoms and uterine position[J]. Ultrasound Obstet Gynecol，2009，34（1）：85-89.

3. OFILI-YEBOVI D，BEN-NAGI J，SAWYER E，et al. Deficient lower-segment cesarean section scars：prevalence and risk factors[J]. Ultrasound Obstet Gynecol，2008，31（1）：72-77.

4. JURKOVIC D，HILLABY K，WOELFER B，et al. First-trimester diagnosis and management of pregnancies implanted into the lower uterine segment cesarean section scar[J]. Ultrasound Obstet Gynecol，2003，21（3）：220-227.

5. BIJ DE VAATE A J，BROLMANN H A，VAN DER VOET L F，et al. Ultrasound evaluation of the cesarean scar：relation between a niche and postmenstrual spotting[J]. Ultrasound Obstet Gynecol，2011，37（1）：93-99.

6. VAN DER VOET L F，BIJ DE VAATE A M，VEERSEMA S，et al. Long-term complications of caesarean section. The niche in the scar：a prospective cohort study on niche prevalence and its relation to abnormal uterine bleeding[J]. BJOG，2014，121（2）：236-244.

7. MENADA VALENZANO M，LIJOI D，MISTRANGELO E，et al. Vaginal ultrasonographic and hysterosonographic evaluation of the low transverse incision after caesarean section：correlation with gynaecological symptoms[J]. Gynecol Obstet Invest，2006，61（4）：216-222.

8. OSSER O V，JOKUBKIENE L，VALENTIN L. High prevalence of defects in cesarean section scars at transvaginal ultrasound examination[J]. Ultrasound Obstet Gynecol，2009，34（1）：90-97.

9. VIKHAREVA OSSER O，VALENTIN L. Risk factors for incomplete healing of the uterine incision after caesarean section[J]. BJOG，2010，117（9）：1119-1126.

10. 王雅琴，高玥，徐望明，等. 剖宫产手术史对体外受精－胚胎移植患者临床结局的影响 [J]. 中华生殖与避孕杂志，2017，37（7）：556-560.

11. 郭培培，余照娟，黄苗苗，等. 不孕症合并瘢痕子宫患者胚胎解冻移植周期妊娠结局分析 [J]. 安徽医科大学学报，2017，52（12）：1876-1879.

12. GUROL-URGANCI I，BOU-ANTOUN S，LIM C P，et al. Impact of caesarean section on subsequent fertility：a systematic review and meta- analysis[J]. Hum Reprod，2013，28：1943-1952.

（张　健）

剖宫产切口憩室与继发不孕

CSD 通常与异常子宫出血、痛经、性交疼痛、慢性盆腔痛等一系列症状有关，并且，大量研究报道证实手术治疗能明显缓解 CSD 引起的上述症状。随着对 CSD 研究的深入，CSD 与继发不孕之间的关系备受关注。CSD 是否会损伤生育能力导致继发不孕？CSD 引起继发不孕可能的原因有哪些？手术治疗 CSD 能否提高不孕患者的生育力？接下来将一一给大家解答。

10. CSD 可能导致继发不孕

2009 年，一项纳入了 85 728 名有剖宫产（cesarean section，CS）史妇女的荟萃分析发现，接受 CS 的妇女再次妊娠率比阴道分娩者低 10%。2013 年，另一项荟萃分析表明，有 CS 史的女性再次妊娠和分娩的概率比阴道分娩的女性低 9%，且 CS 后的再次妊娠的平均间隔时间比阴道分娩长 2 ～ 6 个月。以上证据表明，与阴道分娩相比，CS 可导致生育能力下降和妊娠间隔时间延长。

在 2003 年，32 名不孕的 CS 患者接受宫腔镜检查均证实了 CSD 的存在，并且憩室内有积血、异常增生的毛细血管等（图 4、图 5），同时宫腔内无其他病变，推测这种情况可能会影响生育，因为子宫颈血液的存在可能会干扰精子通过子宫颈通道并最终干扰胚胎植入。

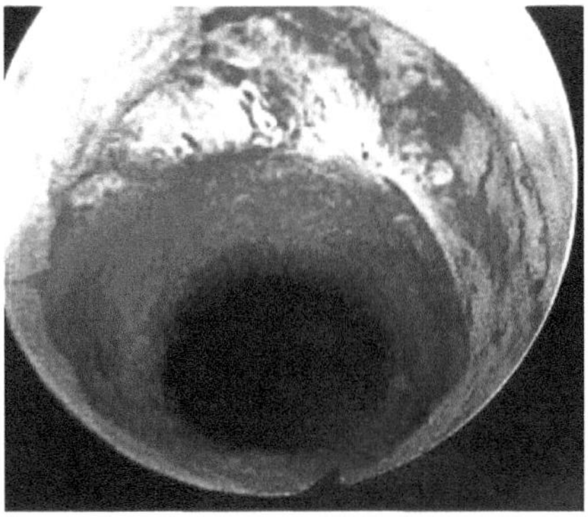

图 4 憩室腔内积血

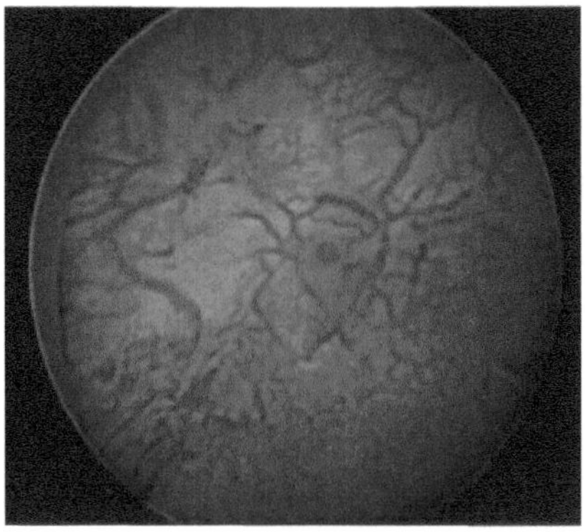

图 5 憩室腔内异常增生的血管

此外，一系列的报道证实，对 CSD 不孕症患者进行手术治疗（腹腔镜、宫腔镜、阴式）可改善妊娠率，也间接表明 CSD 与继发不孕的关系。然而，迄今为止，并没有足够的高级别循证医学证据证明 CSD 是直接导致继发不孕的独立危险因素。

11. CSD 相关继发不孕的潜在病因

CSD 相关继发不孕的潜在病因有以下几种：

（1）子宫颈经血的持续存在可能会对黏液质量产生负面影响，阻碍精子通过宫颈管运输，影响精子质量或最终干扰胚胎植入。

（2）对剖宫产瘢痕切除标本进行组织学检查发现存在宫颈内膜、纤维化和坏死组织炎性浸润及子宫内膜异位症，当切除病变组织后被单层柱状上皮的宫颈管黏膜替代，从而证明了局部炎性组织使胚胎植入受阻。

（3）瘢痕区出血导致继发不孕：①血液或剖宫产瘢痕出血流入阴道引起异常出血，如果血液流入宫腔，可导致胚胎植入失败（图 6）；②液体有胚胎毒性作用，此外，子宫内膜中细胞因子表达紊乱导致内膜容受性降低；③子宫腔内过多液体的存在可机械性破坏胚胎植入；④血液中铁的细胞毒性亦可能对胚胎植入产生不利影响。

（4）瘢痕区积血导致瘢痕区域的子宫肌层收缩不良。

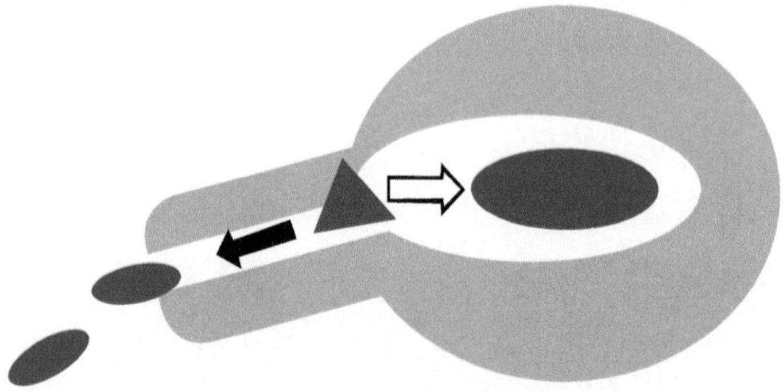

注："黑色"箭头代表血液流入阴道引起异常出血；"白色"箭头代表血液流入宫腔，可能会导致胚胎植入失败引起不孕。

图 6　瘢痕区出血导致继发不孕

图片引自：FLORIO P，FILIPPESCHI M，MONCINI I，et al. Hysteroscopic treatment of the cesarean-induced isthmocele in restoring infertility[J]. Curr Opin Obstet Gynecol，2012，24（3）：180-186.

12. CSD 相关继发不孕的诊断标准

CSD 并不罕见，尽管许多妇女 CS 后形成了憩室，但不孕者却是少数。2015 年，妇产科医生谷村提出了 CSD 相关继发不孕的诊断须符合下列标准：①从月经结束到排卵期期间，子宫瘢痕或子宫腔内有经血滞留；②两次或两次以上的人工授精失败或其他原因不明的不孕。

13. 手术可提高 CSD 相关继发不孕者的生育力

尽管 CSD 很常见，既往研究报道了众多治疗 CSD 的方法，然而哪些 CSD 相关不孕患者需要治疗、选择何种治疗方式都无相关专家共识或指南。既往研究表明，CSD 唯一的手术指征是 CSD 的存在。文献报道，手术治疗似乎是 CSD 继发不孕的有效治疗方法，故对于伴有 CSD 的继发不孕，建议积极手术治疗。在众多的手术方法中，由于宫腔镜憩室整复术微创、方便、无须住院、短期和长期效果佳而最为被推崇。2011 年，Gubbini G 等对 41 例 CSD 合并不孕妇女行宫腔镜下憩室整复术，术后 24 个月内 41 例患者均成功妊娠。2013 年一项系统综述介绍了 78 例有生育问题的 CSD 妇女经治疗后 72 例（92%）成功妊娠（宫腔镜整复 67 例，腹腔镜手术 4 例，阴道修补术 1 例）。2015 年，Tanimura S 等纳入 22 例 CSD 继发不孕患者，其中残余肌层＞ 2.5 mm 的 4 例患者接受宫腔镜手术，残余肌层＜ 2.5 mm

的 18 例患者接受腹腔镜联合宫腔镜治疗，经过 1 年随访，14 例（宫腔镜 4 例，腹腔镜联合宫腔镜 10 例）成功妊娠（63.6%）。2020 年，加拿大一项回顾性队列研究表明，39 例继发不孕 CSD 患者经过宫腔镜下整复术治疗后 1 年，18 例成功妊娠 [14 例自然受孕，4 例体外受精联合胚胎移植技术（in vitro fertilization，IVF）受孕]，累计妊娠率达 46.15%，并证实术后成功妊娠的患者比那些仍不孕的患者症状改善更明显。我院 2016 年 1 月至 2018 年 2 月 CSD 患者接受宫腔镜手术 217 例，其中继发不孕 22 例，术后 24 个月成功妊娠 13 例，妊娠率达 59.09%。

综上所述，虽然纳入标准不统一、样本量小、随访时间长短不一，手术治疗后再次妊娠率差异较大，但总体来说，对于 CSD 继发不孕，手术治疗可恢复绝大部分不孕患者的生育能力。当然，这还需要更大样本的随机对照试验来深入阐明。

参考文献

1. GUROL-URGANCI I，BOU-ANTOUN S，LIM C P，et al. Impact of caesarean section on subsequent fertility：a systematic review and meta-analysis[J]. Hum Reprod，2013，28（7）：1943-1952.

2. BUJOLD E，JASTROW N，SIMONEAU J，et al. Prediction of complete uterine rupture by sonographic evaluation of the lower uterine segment[J]. Am J Obstet Gynecol，2009，201（3）：320. e1-320. e6.

3. FABRES C，AVILES G，DE LA JARA C，et al. The cesarean delivery scar pouch：clinical implications and diagnostic correlation between transvaginal sonography and hysteroscopy[J]. J Ultrasound Med，2003，22（7）：695-700.

4. THURMOND A S，HARVEY W J，SMITH S A. Cesarean section scar as a cause of abnormal vaginal bleeding：diagnosis by sonohysterography[J]. J Ultrasound Med，1999，18（1）：13-16.

5. FLORIO P，FILIPPESCHI M，MONCINI I，et al. Hysteroscopic treatment of the cesarean-induced isthmocele in restoring infertility[J]. Curr Opin Obstet Gynecol，2012，24（3）：180-186.

6. TANIMURA S，FUNAMOTO H，HOSONO T，et al. New diagnostic criteria and operative strategy for cesarean scar syndrome：endoscopic repair for secondary infertility caused by cesarean scar defect[J]. J Obstet. Gynaecol Res，2015，41（9）：1363-1369.

7. GUBBINI G，CENTINI G，NASCETTI D，et al. Surgical hysteroscopic treatment of cesarean-induced isthmocele in restoring fertility：a prospective study[J]. J Minim Invasive Gynecol，2011，18（2）：234-237.

8. VAN DER VOET L F，VERVOORT A J，VEERSEMA S，et al. Minimally invasive therapy for gynaecological symptoms related to a niche in the caesarean scar：a systematic review[J]. BJOG，2014，121（2）：145-156.

9. COHEN S B，BOUAZIZ J，BAR ON A，et al. Fertility success rates in patients with secondary infertility and symptomatic cesarean scar niche undergoing hysteroscopic niche resection[J]. Gynecol Endocrinol，2020，27：1-5.

（朱　茜）

剖宫产切口憩室的评估方法

CSD 诊断主要依赖影像学的发展，随着宫腔 X 线造影、超声、超声造影、MRI 等技术的发展，CSD 的诊断也在不断地标准化，人们对 CSD 的认识和研究也不断加深。影像学不仅用于 CSD 的诊断，而且用于治疗前憩室各项解剖学指标的评估，便于治疗决策，同时也用于治疗后的随访。

14. X 射线下子宫输卵管造影早期应用于 CSD 诊断（目前非主流 CSD 评估手段）

由于 X 射线下宫腔造影（hysterography，HSG）的技术发展相对较早。早期对 CSD 的研究方法主要是通过宫腔造影进行。对剖宫产后手术瘢痕的放射性宫腔造影检查最早可追溯至 1955 年 Baker 进行的研究。

HSG 首先向宫腔内注射含碘造影剂，然后通过适当角度的 X 线摄片获取宫腔的形态图像，在子宫下段瘢痕处存在龛影

(niche) 的情况，诊断为 CSD（图 7)。

HSG 检查时，宫腔造影剂有一定压力，可将存在缺陷的裂隙扩张，以提高检出率。HSG 获取的是二维图像，虽然在形态上呈现的比较完整，但无法精确测量 CSD 的相关尺寸及残余肌层的厚度，同时射线成像可能存在伪影。另外，HSG 不适用于碘过敏者，属于有创操作，检查费用较高。因此，并未成为当前主流的 CSD 评估手段。

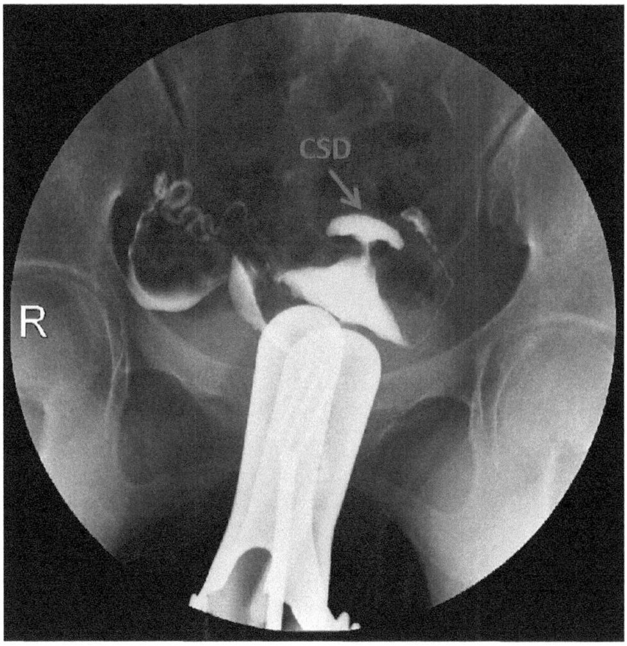

图 7 HSG 下清晰显示憩室（箭头所指）

15. 经阴道超声用于 CSD 的一线筛查

超声技术在 20 世纪 70 年代逐渐成熟并应用于妇科领域，Michaels 等人在 1988 年开始将超声应用于剖宫产后子宫瘢痕的评估。此后，剖宫产子宫瘢痕超声特征与非妊娠期女性的症状研究，以及孕期子宫破裂风险研究等进展推动了超声在子宫瘢痕缺陷诊断中的标准化及应用。

CSD 的经阴道超声（transvaginal ultrasonography，TVU）检查时间最好在月经期有淋漓出血时，测量内容主要包括 CSD 在矢状面上的宽度和深度，以及残余肌层厚度、横切面中的长度（图 8）。

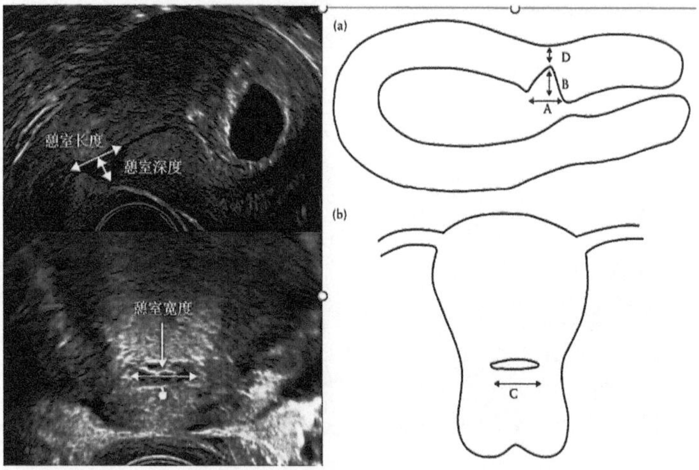

注：在子宫下段瘢痕处可见肌层连续性缺失形成的无回声区。在矢状面（a）中的 A 是 CSD 的宽度，B 是 CSD 的深度，D 是剩余肌层的厚度；横切面（b）中的 C 代表 CSD 的长度。

图 8 CSD 的测量指标

图片引自：ARMSTRONG V，HANSEN W F，VAN VOORHIS B J，et al. Detection of cesarean scars by transvaginal ultrasound[J]. Obstet Gynecol，2003，101（1）：61-65.

除此之外，CSD 是否位于宫颈及 CSD 下缘离宫颈内口的距离也是重要测量指标。部分研究还会将子宫的倾屈通过角度加以测量，通过测量宫颈内膜线与宫腔内膜线的夹角，可以将子宫的倾屈情况以连续变量表示（图 9）。由于经阴道超声检查无创、简便、价格低廉，因此多用于 CSD 的一线筛查。

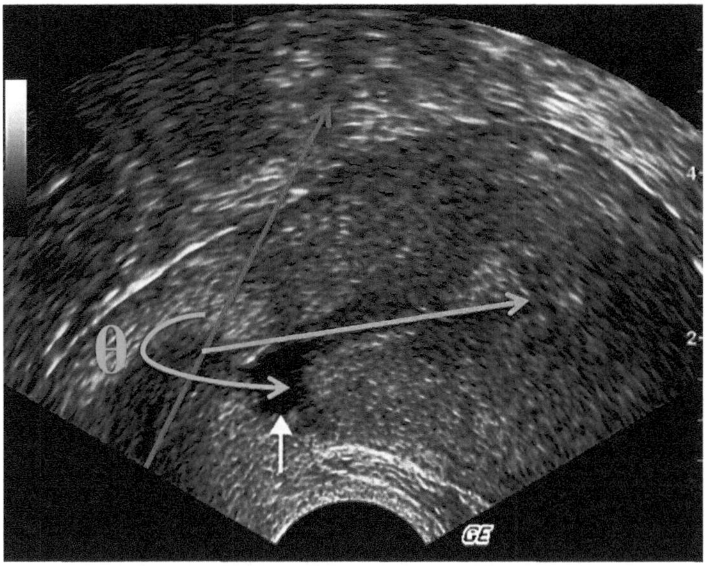

图 9　测量宫颈内膜线与宫腔内膜线的夹角

16. 宫腔超声造影为目前 CSD 研究的标准检查方式

宫腔超声造影（sonohysterography，SHG）在 1993 年最初应用于宫腔相关疾病的诊断。1995 年开始有学者用于对子宫剖宫产瘢痕的研究。早期的研究并未发现 SHG 在诊断 CSD 方面的优越性。2010 年后越来越多的研究发现，通过向宫腔内注射对比剂或者生理盐水可以更好地观察宫腔形态，由于存在一定压力及造影剂的良好对比性，SHG 能够较 TVU 更敏感的评估 CSD 及其形态。而进一步的研究提示生理盐水宫腔灌注超声造影（saline contrast sonohysterography，SCSH）诊断 CSD 较造影剂宫腔灌注超声造影（gel instillation sonohysterography，GIS）的图像质量更好一些。3-D 生理盐水宫腔灌注超声在 CSD 的检测中较 2-D 生理盐水灌注超声未见明显优势（图 10）。

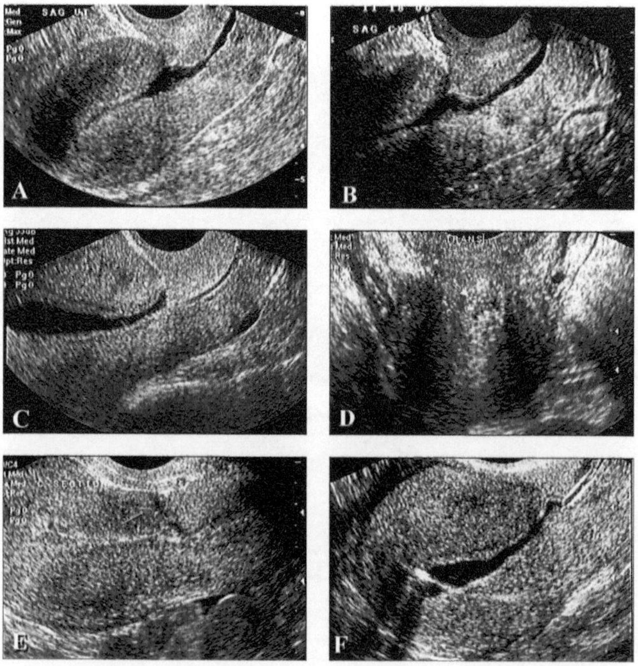

注：宫颈管内及宫腔内充满盐水，能够清楚显示 CSD，C 和 D 分别显示了 CSD 部位的矢状面和横切面的形态，E 和 F 显示了盐水注入前后的宫腔形态。

图 10　3 例剖宫产后患者

图片引自：MONTEAGUDO A，CARRENO C，TIMOR-TRITSCH I E. Saline infusion sonohysterography in nonpregnant women with previous cesarean delivery：the “niche” in the scar[J]. J Ultrasound Med，2001，20（10）：1105-1115.

宫腔盐水灌注超声造影在 CSD 的诊断方面有很好的安全性和更高的敏感性，也能将 CSD 的形态显示得更精确而清楚，而且操作较 TVU 简单，价格又较盆腔核磁共振扫描便宜，因此它已经成为目前 CSD 研究的标准检查方式。

2018 年荷兰阿姆斯特丹大学医学中心的 Huirne JAF 等专家出台了非孕期妇女子宫憩室超声检查的专家共识，对子宫憩室的定义、测量方法、测量指标及意义达成一致共识。标准的憩室测量和评估方法对于憩室的诊断、治疗方法的选择有着重要的指导意义，图 11、图 12 详细说明了非妊娠妇女经阴道超声（介质或非介质）子宫憩室测量的标准。

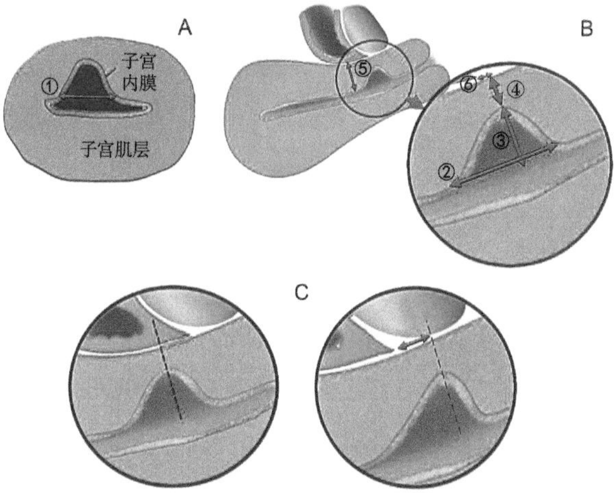

注：A 为横切面，①为憩室宽度；B 为矢状面，②为憩室长度，③为憩室深度（憩室顶端垂直于憩室基底部的距离），④为残余肌层厚度（憩室最深处距浆膜层的距离），⑤为临近肌层厚度（接近憩室基底部的肌层厚度）；C 为矢状面，憩室顶点到膀胱 – 阴道反折的距离（绿色箭头为正值，红色箭头为负值，单位 mm）。

图 11　非妊娠期妇女子宫憩室的超声测量标准

图片引自：JORDANS I P M，DE LEEUW R，STEGWEE S I，et al. A practical guideline for examining a uterine niche using ultrasonography in non-pregnant women：a modified Delphi method amongst European experts[J]. Ultrasound Obstet Gynecol，2018，doi：10. 1002/uog. 19049.

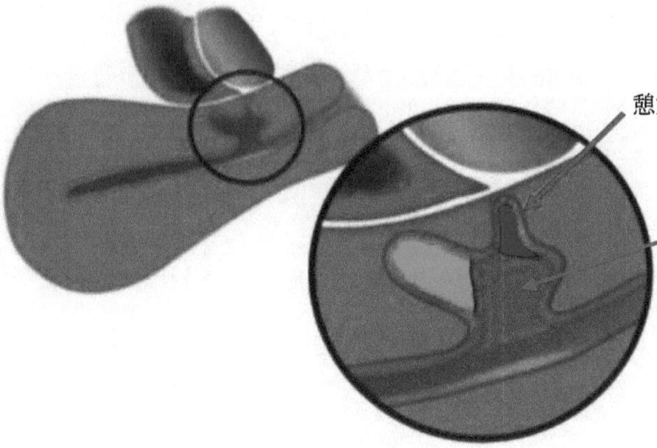

图 12 主憩室、侧枝憩室示意

图片引自：JORDANS I P M，DE LEEUW R，STEGWEE S I，et al. A practical guideline for examining a uterine niche using ultrasonography in non-pregnant women：a modified Delphi method amongst European experts[J]. Ultrasound Obstet Gynecol，2018，doi：10. 1002/uog. 19049.

17. 盆腔核磁共振扫描用于 CSD 治疗前评估具有得天独厚的优势

核磁共振扫描（magnetic resonance imaging，MRI）对软组织的成像有其得天独厚的优势。MRI 对 CSD 的研究关注于孕晚期的 CSD 评估。近几年 MRI 在 CSD 的临床研究和治疗前憩室评估中的应用越来越广泛。CSD 病灶在常规 MRI 中表现出 T_2 加权低信号，其测量指标可与 TVU 相同（图 13）。有研究将 MRI 与超声图像融合，对瘢痕区域血管生成等进行研究。

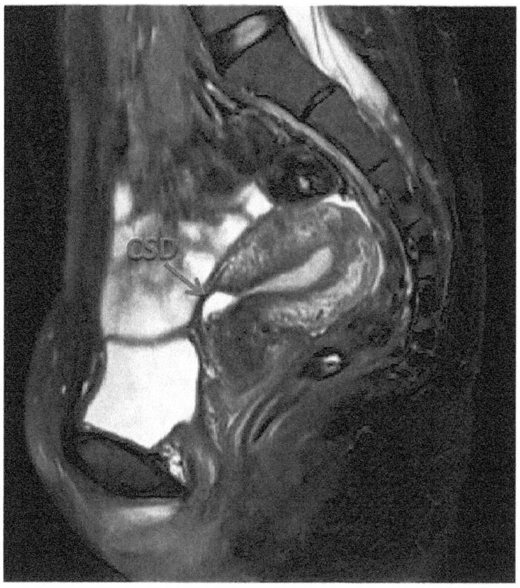

图 13 子宫下段可见明显的肌层连续性缺陷（箭头所指）

上海有学者借鉴SHG的方法进行了宫腔盐水灌注MRI（contrast enhanced MRI，CE-MRI）扫描成像，能够获得较TVU及常规MRI更大的CSD尺寸（图14）。

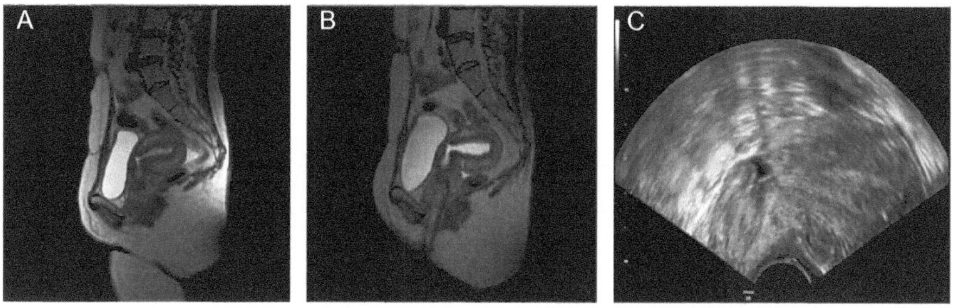

注：A：常规MRI图像；B：CE-MRI图像；C：阴道超声图像。

图 14 同一患者在三种不同检查项目中的结果

图片引自：YAO M，WANG W，ZHOU J，et al. Cesarean section scar diverticulum evaluation by saline contrast-enhanced magnetic resonance imaging: The relationship between variable parameters and longer menstrual bleeding[J]. J Obstet Gynaecol Res，2017，43（4）：696-704.

MRI 的优势在于其获取的信号数据特征可用于三维（three dimensional，3D）建模，因此，基于 MRI 的子宫及 CSD 建模和计算机视觉分析可能是 CSD 影像学研究的新方向。但是 MRI 也存在检查费用较昂贵的缺点，无法用于一线筛查。

18. 宫腔镜检查用于 CSD 可兼顾诊断和治疗

宫腔镜（hysteroscope，HS）可以直视下观察宫腔形态，也可以作为诊断 CSD 的一种方式。同时，宫腔镜检查中膨宫液的压力较大，CSD 病灶能够被扩张，病灶的形态、内容物、内膜、肌层，以及浅表血管都能直接被观察到，此外还可以观察子宫前壁的凹陷、黏膜变化、异常血管征象、肌层缺陷 / 浆膜，以及侧枝或囊样形成、息肉样结构、缝线等异常表现（图 15）。因此，宫腔镜下所见结构与病灶特征较其他影像学检查更丰富。同时，宫腔镜还是相对微创的 CSD 治疗途径，具体见宫腔镜治疗相关章节。

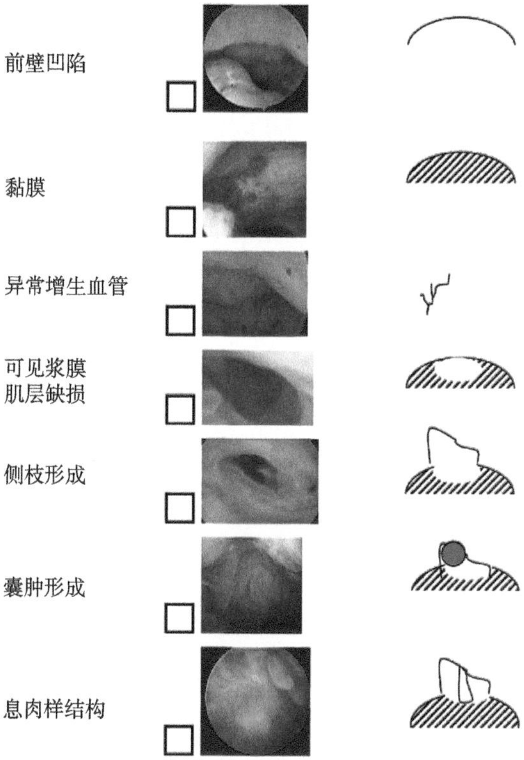

图 15 CSD 在宫腔镜下的表现及特殊类型 / 模式

图片引自：VAN DER VOET L L F，LIMPERG T，VEERSEMA S，et al. Niches after cesarean section in a population seeking hysteroscopic sterilization[J]. Eur J Obstet Gynecol Reprod Biol，2017，214：104-108.

19. 三维盆腔核磁共振扫描在 CSD 评价中的独特优势

目前，MRI 被认为是盆腔脏器疾病的最佳检测方法，其具有灵敏度高、不同软组织间对比度好、可任意断面成像、对人体无害等优点，在病灶的定位及定性方面与超声相比也具有更明显优势。临床上常规应用的是基于二维成像技术的普通核磁平扫，层厚通常为 4 mm 以上。而三维 MRI（3D-MRI）的间隔断层仅为 1 mm，不亚于薄层 CT，对于解剖结构精细的病灶判断更加准确，并且由于 MRI 优越的软组织分辨率，能够从任意角度观察病变，三维重建后还可以观察与膀胱等邻近脏器的关系，有助于疾病诊断和治疗决策。这种技术目前较多应用于颅脑、神经、血管等。子宫憩室结构较为精细，残余肌层最薄处有时仅为 1 mm，而憩室侧枝的最宽处也不超过 2 mm，憩室腔内及周边常合并异常结构，如纳氏囊肿、息肉、憩室侧枝等（图 16、图 17）。常规平扫 MRI 由于间隔断层厚度较厚，一些重要的影像学特征很可能会被遗漏，且对憩室侧枝等精细结构的测量存在缺陷。故 3D-MRI 在子宫憩室评价中的优势十分明显。

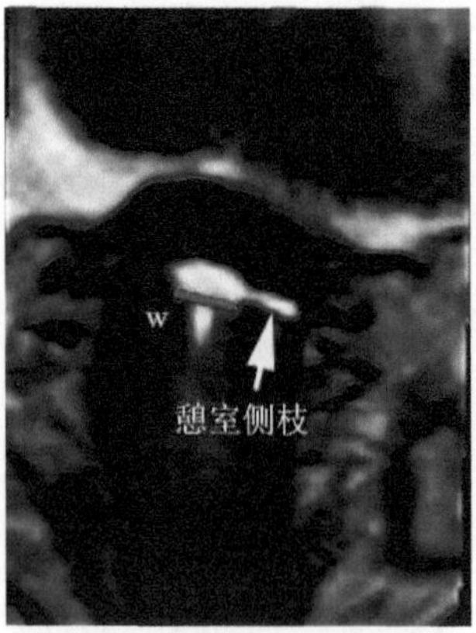

注：w 为憩室宽度。

图 16　3D-MRI 清晰显示了子宫憩室侧枝

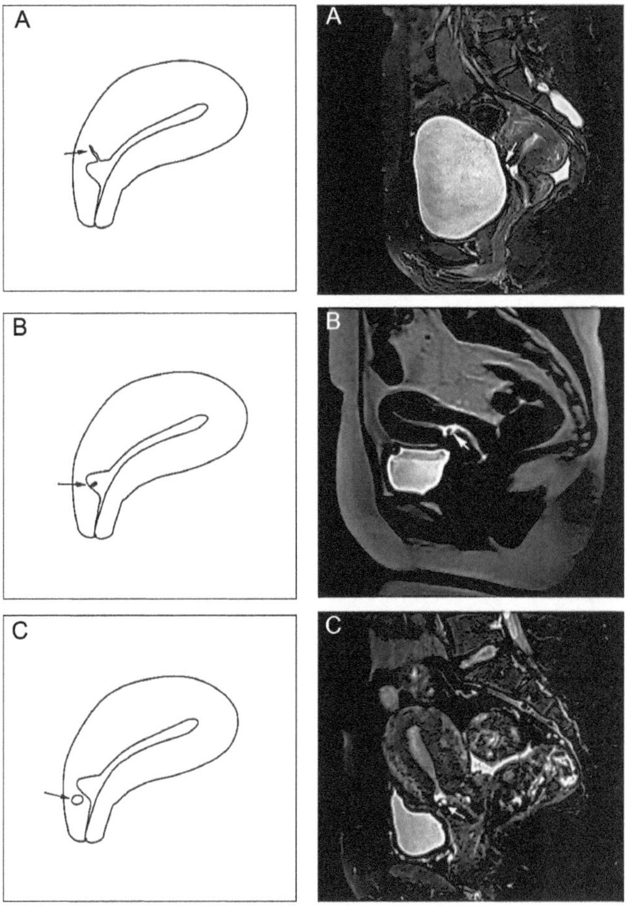

注：箭头所指 A 为憩室侧枝，B 为憩室腔内息肉，C 为憩室旁纳氏囊肿。

图 17　子宫矢状面 T_2 加权成像

目前我院对于 3D-MRI 剖宫产切口憩室的测量方法、测量指标及测量标准基本同超声影像，包括憩室长度、深度、宽度、残余肌层厚度、邻近肌层厚度、憩室侧枝、侧枝处残余肌层厚度、憩室最大矢状面面积、憩室形状、与邻近器官的关系等。具体测量方法和测量标准如图 18 至图 21 所示。

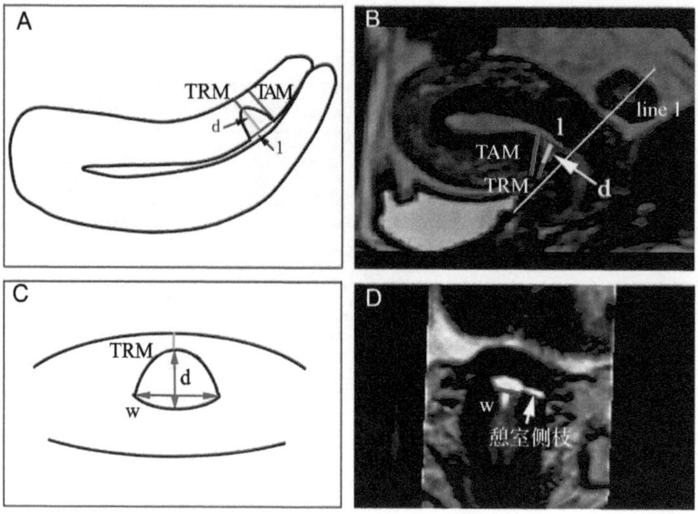

注：A、B 图为子宫矢状面（l= 憩室长度，憩室上缘到憩室下缘的距离；d= 憩室深度，憩室顶点到内膜线的距离；TRM= 残余肌层厚度，憩室顶点到子宫浆膜的距离；TAM= 邻近肌层厚度，憩室上缘顶点到子宫浆膜面的距离；line 1= 宫颈内口水平，为宫体与宫颈之间的狭窄部位）；C、D 图为子宫横断面（憩室侧枝 = 憩室的分枝，其最宽部横径＜ 2 mm，w= 憩室宽度）。

图 18　憩室各径线测量方法

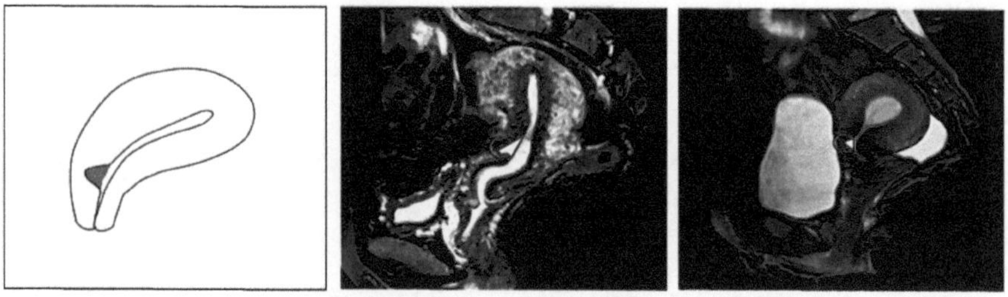

图 19　MRI 测量子宫憩室最大矢状面面积（不规则形状）

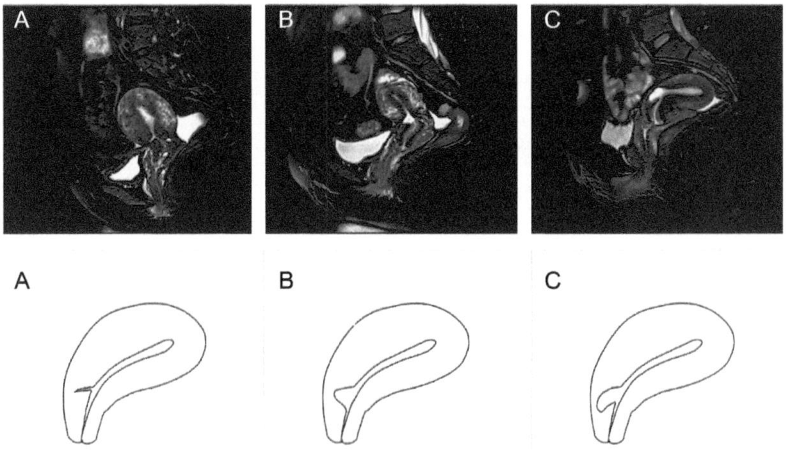

注：A：线形；B：三角形；C：不规则形。

图 20 MRI 矢状面测量憩室形状

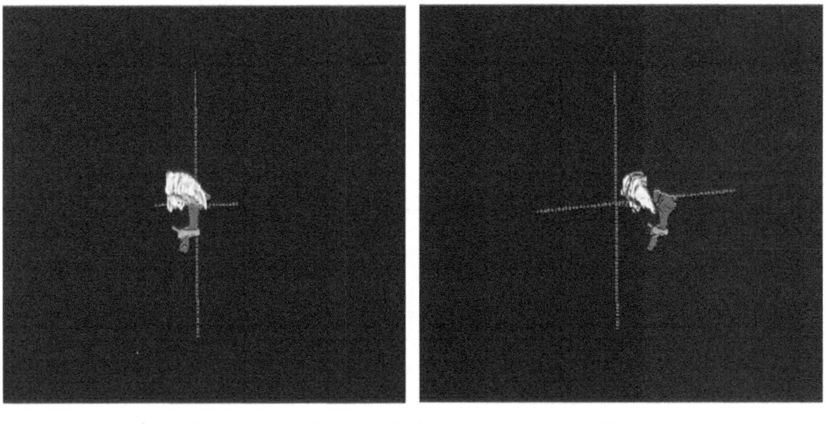

注：图中蓝色部分为膀胱；红色部分为宫腔；绿色部分为子宫憩室，其绿色的分枝为典型的憩室侧枝图像。

图 21 基于 3D-MRI 的子宫憩室 3D 重建模型

参考文献

1. WANG C B，CHIU W W，LEE C Y，et al. Cesarean scar defect：correlation between cesarean section number，defect size，clinical symptoms and uterine position[J]. Ultrasound Obstet Gyneco，2009，34（1）：85-89.

2. OSSER O V，JOKUBKIENE L，VALENTIN L. High prevalence of defects in cesarean section scars at transvaginal ultrasound examination[J]. Ultrasound Obstet Gynecol，2009，34（1）：90-97.

3. ARMSTRONG V，HANSEN W F，VAN VOORHIS B J，et al. Detection of cesarean scars by transvaginal ultrasound[J]. Obstet Gynecol，2003，101（1）：61-65.

4. PARSONS A K，LENSE J J. Sonohysterography for endometrial abnormalities：preliminary results[J]. J Clin Ultrasound，1993，21（2）：87-95.

5. GAUCHERAND P，PIACENZA J M，SALLE B，et al. Sonohysterography of the uterine cavity：preliminary investigations[J]. J Clin Ultrasound，1995，23（6）：339-348.

6. MONTEAGUDO A，CARRENO C，TIMOR-TRITSCH I E. Saline infusion sonohysterography in nonpregnant women with previous cesarean delivery：the "niche" in the scar[J]. J Ultrasound Med，2001，20（10）：1105-1115.

7. OSSER O V，JOKUBKIENE L，VALENTIN L. Cesarean section scar defects：agreement between transvaginal sonographic findings with and without saline contrast enhancement[J]. Ultrasound Obstet Gynecol，2010，35（1）：75-83.

8. NIEUWENHUIS L L，HERMANS F J，BIJ DE VAATE A J M，et al. Three-dimensional saline infusion sonography compared to two-dimensional saline infusion sonography for the diagnosis of focal intracavitary lesions[J]. Cochrane Database Syst Rev，2017，5：CD011126.

9. JORDANS I P M，DE LEEUW R，STEGWEE S I，et al. A practical guideline

for examining a uterine niche using ultrasonography in non-pregnant women：a modified Delphi method amongst European experts[J]. Ultrasound Obstet Gynecol，2018，doi：10. 1002/uog. 19049.

10. REITER M，SCHWOPE R. Finding a niche：Magnetic resonance imaging located an often-overlooked source of uterine bleeding[J]. Am J Obstet Gynecol，2014，210（2）：171. e1-171. e2.

11. WONG W S，FUNG W T. Magnetic resonance imaging in the evaluation of cesarean scar defect[J]. Gynecol Minim Invasive Ther，2018，7（3）：104-107.

12. BOLTEN K，FISCHER T，BENDER Y Y，et al. Pilot study of MRI/ultrasound fusion imaging in postpartum assessment of cesarean section scar[J]. Ultrasound Obstet Gynecol，2017，50（4）：520-526.

13. YAO M，WANG W，ZHOU J，et al. Cesarean section scar diverticulum evaluation by saline contrast-enhanced magnetic resonance imagin：the relationship between variable parameters and longer menstrual bleeding[J]. J Obstet Gynaecol Res，2017，43（4）：696-704.

14. VAN DER VOET L L F，LIMPERG T，VEERSEMA S，et al. Niches after cesarean section in a population seeking hysteroscopic sterilization[J]. Eur J Obstet Gynecol Reprod Biol，2017，214：104-108.

15. NAKAMURA H，YAMADA K，KIZU O，et al. Effect of thin-section diffusion-weighted MR imaging on stroke diagnosis[J]. AJNR Am J Neuroradiol，2005，26（3）：560-565.

16. OHNO Y，KOYAMA H，YOSHIKAWA T，et al. Standard-，reduced-，and no-dose thin-section radiologic examinations：comparison of capability for nodule detection and nodule type assessment in patients suspected of having pulmonary nodules[J]. Radiology，2017，284（2）：562-573.

（张　健　潘洪杰）

剖宫产切口憩室的治疗

CSD 的治疗原则以改善临床症状、重建解剖结构、降低再次妊娠风险为目的。治疗方法有非手术治疗和手术治疗两大类。非手术治疗包括药物治疗及左炔诺孕酮宫内缓释系统[曼月乐(Mirena)]。手术治疗包括腹腔镜修补、经阴道修补、宫腹腔镜联合修补，以及宫腔镜整复等手术。据文献报道，CSD 的治疗仅针对有症状或有生育要求者（如异常子宫出血、不孕等），部分CSD 没有任何症状又无生育要求的，可不做任何处理。

20. 非手术治疗

（1）激素治疗可缓解症状，但停药后症状易复现

激素治疗主要指短效口服避孕药（oral contraceptive，OC）。激素治疗 CSD 的作用机制可能是促进憩室腔内异位子宫内膜的蜕膜化和萎缩、提高血管内皮细胞的完整性、维持微循环的稳定，以及对凝血功能的影响。目前，对于激素治疗 CSD 的疗效报道不

一。Tahara 等采用 OC 治疗 CSD 患者 11 例，6 个周期后 10 例患者异常阴道流血消失，7 例憩室深度＜ 3 mm 的患者憩室消失。2011 年，Florio P 等在一项病例对照研究中比较了宫腔镜手术和 OC 治疗 CSD 的疗效，研究表明 OC 仅对部分 CSD 患者有效，且其疗效低于宫腔镜手术。总而言之，激素治疗 CSD 的疗效尚待进一步研究证实，且部分患者用药期间症状缓解，停药后症状容易复现。笔者认为，对手术治疗有顾虑的 CSD 患者可尝试激素治疗，但当激素治疗无效或停药后症状复发应考虑其他治疗措施。

（2）曼月乐治疗 CSD 的实际效果亟须高质量临床研究证实

曼月乐是芬兰科学家 Luukkainen 发明的一种 T 型支架宫内节育器，内含 52 mg 的左炔诺孕酮，在宫内局部释放高效孕激素，可维持 5 年时间。它于 1990 年在欧洲注册上市以来已在 100 多个国家应用，全球拥有超过 1600 万女性使用。曼月乐通过抑制雌激素受体的生成，使得子宫内膜变薄呈蜕膜样变，从而达到减少月经量甚至闭经的效果，是治疗 CSD 的非手术方法之一。其优点在于门诊无须扩宫即可放置，避免了麻醉和住院，易于操作，手术风险小，价格低廉，且规避了短效口服避孕药依从性差、停药后复发等缺点。目前关于曼月乐治疗子宫憩室的文献报道十分有限。2016 年屠月琴等报道了 35 例放置曼月乐的 CSD 患者，结果显示曼月乐放置 3 个月时治愈 10 例（28.6%），6 个月时治愈 18 例（51.4%），12 个月时治愈 31 例（88.6%）。曼月乐放置放置初期阴道不规则出血或点滴样出血 8 例（22.9%），但 3 个月后均自行消失，出现乳房胀痛 5 例（14.3%），体重增加 6 例（17.1%），功能性卵巢囊肿 2 例（5.7%），6 个月后消失。另一项小样本（5 例）研究报道，曼月乐并不缓解 CSD 的点滴出血症状，但由于该研究中的曼月乐放置时间短于 6 个月，故尚难下结论。由于上述有限的研究存在研究样本量小，病例选择、评价体系不完善等缺陷，曼月乐治疗 CSD 的实际效果亟须进一步的研究证实。近年我们团队也开展了小规模试验探索曼月乐治疗 CSD 的有效性，试验纳入伴有异常子宫出血症状的 CSD 共 55 例，其中已完成 6 个月随访 45 例，放置后月经持续时间从术前的（13.00±4.61）天缩短为术后 6 个月的（5.33±1.99）天，平均缩短 7.67 天（$P < 0.001$），术后点滴出血时间从术前的（8.02±3.93）天缩短至术后 6 个月的（1.40±3.13）天（$P < 0.001$）。以月经缩短≥ 3 天为有效，术后 6 个月症状改善率达 100%，因不规则出血带来的不适明显减轻（$P < 0.001$），生活质量改善明显。3 例出现体重轻度增加，均≤ 2.5 kg，无环脱落和其他不良反应。

21. 手术治疗

目前，CSD 尚无公认的手术指征，且仍存在较大争议，有学者主张以残余肌层的厚度、有无生育要求，以及憩室大小为手术指征，另一些则认为应更加注重患者的临床症状。由于开腹手术创伤大，目前已被微创手术取代。目前 CSD 的手术方式主要分为憩室成形术和憩室修补术，通过宫腔镜、腹腔镜、宫腹腔镜联合、经阴道手术等途径完成。

(1) 腹腔镜下子宫憩室修补术是一种微创、有效地憩室修复术式

有学者认为当患者异常子宫出血症状明显、有再次妊娠需求、影像学检查提示子宫下段前壁残余肌层厚度＜2 mm、憩室腔面积大或伴有盆腔粘连者宜接受腹腔镜下憩室修补术，以增加子宫下段肌层的厚度。腹腔镜下子宫憩室修补术主要是通过腹腔镜下分离膀胱腹膜间隙，切除憩室周围的瘢痕组织，重新缝合从而达到解剖重建的目的，同时又能纠正子宫过度屈曲度，是一种微创、有效地憩室修复术式。适合能熟练掌握腹腔镜操作技能的医生（图 22）。

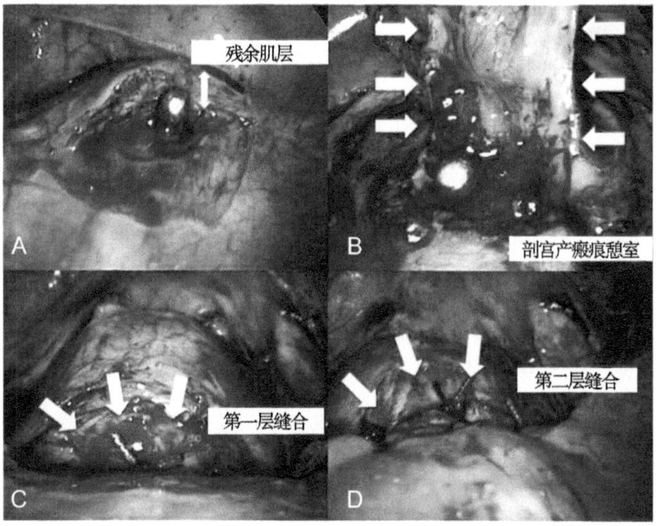

注：A：腹腔镜下剖宫产瘢痕视图，探针插入宫颈内，覆盖瘢痕的残余肌层非常薄（箭头所指）；B：腹腔镜下憩室腔（箭头所指）；C：腹腔镜下第一层缝合（箭头所指）；D：腹腔镜下第二层缝合（箭头所指）。

图 22 腹腔镜下 CSD 修补术

图片引自：MAROTTA M L，DONNEZ J，SQUIFFLET J，et al. Laparoscopic repair of post-cesarean section uterine scar defects diagnosed in nonpregnant women[J]. Journal of Minimally Invasive Gynecology，2013，20（3）：386-391.

2013年，Marotta ML等对13例接受腹腔镜憩室修补术患者进行手术疗效评估并随访了妊娠结局，其中5例患者术前有不规则出血症状，4例患者合并慢性盆腔痛，4例患者合并继发不孕。术后3个月，不规则出血及腹痛症状均缓解。平均残余肌层厚度从术前的（1.7±0.69）mm增加至（9.8±1.04）mm。其中4例术前合并继发不孕的患者术后均自然妊娠，3例患者于38～39周选择了剖宫产（另1例在研究结束时还在妊娠中）。剖宫产术中未见切口瘢痕裂开，覆盖瘢痕的残余子宫肌层与周围肌层厚度相当，憩室已无法分辨。

腹腔镜憩室修补术后其有效率各家报道不一，主要是判断有效率的指标不统一。此外，由于是靠近子宫下段近宫颈部的手术，因此手术操作较困难，且还可能因缝合和组织对合不良，致肌层愈合不良而再次形成新的小憩室。

（2）经阴道憩室修补术是治疗CSD的经典术式，适应范围广、效果佳

经阴道憩室修补术是治疗CSD的经典术式，具有良好的效果。具体操作：切开阴道前穹隆，分离膀胱宫颈间隙，进入腹腔，完全暴露宫颈后，运用探针于子宫颈探及憩室，切除憩室周围瘢痕组织，并以1-0可吸收线间断双层缝合以恢复解剖结构（图23）。

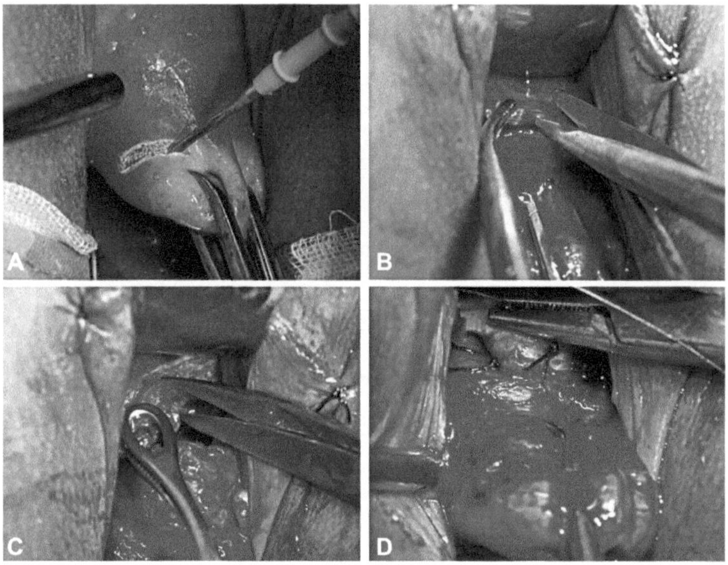

注：A：切开阴道前穹隆；B：分离膀胱宫颈间隙，提拉腹膜；C：切除憩室周围的瘢痕组织；D：重新缝合肌层以恢复解剖结构。

图 23 经阴道憩室修补术过程

图片引自：ZHOU X，YAO M，ZHOU J，et al. Defect width：the prognostic index for vaginal repair of cesarean section diverticula[J]. Arch Gynecol Obstet，2017，295（3）：623-630.

经阴道憩室修补术既能缓解症状，又能恢复解剖结构。LUO 等回顾性分析了 42 例经阴道憩室修补术的 CSD 患者，随访 10 ～ 23 个月，治疗有效率达 92.9%。Cheng 等对 64 例有症状的 CSD 患者行经阴道憩室修补术，手术有效率达 84%，且无手术并发症。汪希鹏等在研究中报道，121 例 CSD 患者在接受经阴道憩室修补手术后，术后 3 个月、6 个月经期分别从术前的（14.87 ± 3.46）天缩短至（8.89 ± 2.67）天和（9.02 ± 2.47）天，经过阴道超声测量的憩室长度、宽度、深度及残余肌层厚度均较术前明显缩小，尽管术后仍有 40% 的患者憩室仍然存在。

研究还表明术后 6 个月残余肌层厚度≥ 8.5 mm、经阴道修补手术距离剖宫产术的时间间隔≤ 2.5 年与术后经期≤ 10 天相关，是经阴道憩室修补手术疗效的良好预后因素。汪希鹏等在后继的文章中还报道，术前 CSD 缺损宽度是 CSD 解剖修复效果的预后指标。当术前 CSD 宽度超过 18.85 mm 时，阴道修补时应多注意缺损边缘。此外，包含 241 例 CSD 患者的前瞻性队列研究表明，阴道憩室修补术对后位子宫的憩室患者效果尤甚。

总而言之，经阴道憩室修补术适应范围广，不仅能缓解症状，还能对憩室进行解剖重建。但经阴道手术具有手术视野限制的缺点，且对阴式操作技能要求高。因此，术前应当充分评估手术视野并掌握良好的阴式手术技能。

（3）腹腔镜联合宫腔镜子宫憩室修补术是一种有效、安全的方法

腹腔镜与宫腔镜联合入路是一种有效、安全的 CSD 修复方法。与单纯的腹腔镜手术相比，联合宫腔镜手术可进行憩室定位，从而指导腹腔镜下憩室切除的范围，同时可以观察憩室腔内一些异常情况并一块处理，也可同时对腹腔镜修补术后进行评估。Liu SJ 等报道了 49 例 CSD 患者接受宫腔镜憩室修补术，术后经期平均缩短 7.6 天，89.8%（44/49）的患者症状缓解，95.9%（47/49）患者术后憩室消失。Cuilan Li 等报道了 40 例宫、腹腔镜联合手术，术后 1 个月、3 个月、6 个月的症状均较术前明显缓解。但宫、腹腔镜联合手术的缺点在于增加医疗费用。

（4）宫腔镜下子宫憩室整复术被越来越广泛应用于 CSD 的诊治

随着人们对剖宫产切口憩室这一疾病的认识不断加深，宫腔镜下子宫憩室整复术也被越来越广泛应用于 CSD 的诊治。宫腔镜既可以诊断，又可以同时治疗。以最微创、最直观的方式改善憩室患者的症状，提高生活质量，提高生育力。

总而言之，目前对 CSD 的治疗尚缺乏明确的指南。具体采用哪种治疗方法应根据患者有无生育要求、CSD 大小、类型、患者的临床症状及个体差异等因素决定，治疗效果的评价、对再次妊娠结局的影响等仍需要长期的观察研究和随访。

22. 医生对于 CSD 患者手术治疗后，再次妊娠的间隔时间应给予个体化建议

对于有生育要求的患者，医生应给予积极的生育指导，通常根据不同的手术方式，给予个体化的治疗方案。基于现有的循证医学证据表明，宫腔镜憩室整复术后，由于对子宫下段肌层的连续性未造成破坏，故通常术后月经正式恢复后即可计划再次妊娠。对于腹腔镜或经阴道憩室修补术后，通常建议避孕 2 年以上。

参考文献

1. TOWER A M，FRISHMAN G N. cesarean Scar Defect：An underrecognized cause of abnormal uterine bleeding and other gynecologic complications[J]. J Minim Invasive Gynecol，2013，20（5）：562-572.

2. TAHARA M，SHIMIZU T，SHIMOURA H. Preliminary report of treatment with oral contraceptive pills for intermenstrual vaginal bleeding secondary to a cesarean section scar[J]. Fertil Steril，2006，86（2）：477-479.

3. FLORIO P，GUBBINI G，MARRA E，et al. A retrospective case-control study comparing hysteroscopic resection versus hormonal modulation in treating menstrual disorders due to isthmocele[J]. Gynecol Endocrinol，2011，27（6）：434-438.

4. 屠月琴，吴伟平，段志芳 . 左炔诺孕酮宫内节育系统治疗子宫切口瘢痕憩室 35 例 [J]. 中国乡村医药，2016，23（3）：8-9.

5. MAROTTA M L，DONNEZ J，SQUIFFLET J，et al. Laparoscopic repair of post-cesarean section uterine scar defects diagnosed in nonpregnant women[J]. J Minim Invasive Gynecol，2013，20（3）：386-391.

6. LUO L，NIU G，WANG Q，et al. Vaginal repair of cesarean section scar diverticula[J]. J Minim Invasive Gynecol，2012，19（4）：454-458.

7. CHEN Y，CHANG Y，YAO S. Transvaginal management of cesarean scar section diverticulum：a novel Surgical Treatment[J]. Med Sci Monit，2014，20（4）：1395-1399.

8. ZHOU J，YAO M，WANG H，et al. Vaginal repair of cesarean section scar diverticula that resulted in improved postoperative Menstruation[J]. J Minim Invasive Gynecol，2016，23（6）：969-978.

9. ZHOU X，YAO M，ZHOU J，et al. Defect width：the prognostic index for

vaginal repair of cesarean section diverticula[J]. Arch Gynecol Obstet，2017，295（3）：623-630.

10. CHEN H，WANG H，ZHOU J，et al. Vaginal repair of cesarean section scar diverticula diagnosed in nonpregnant women[J]. J Minim Invasive Gynecol，2019，26（3）：526-534.

11. LIU S J，LV W，LI W. Laparoscopic repair with hysteroscopy of cesarean scar diverticulum[J]. J Obstet Gynaecol Res，2016，42（12）：1719-1723.

12. LI C，TANG S，GAO X，et al. Efficacy of combined laparoscopic and hysteroscopic repair of post-cesarean section uterine diverticulum：a retrospective analysis[J]. Biomed Res Int，2016，2016：1765624.

（朱　茜）

宫腔镜下剖宫产切口憩室整复术

宫腔镜是诊疗宫内疾病创伤最小的手术方式。宫腔镜下子宫憩室整复术是融诊断与治疗一体，是最微创、最直观的手术方式。宫腔镜手术通过切除憩室流出 / 流入道的纤维瘢痕组织，并电凝气化憩室基底部扩张的血管及子宫内膜异位病灶，从而达到改善经血引流、缩短经期的目的。

23. 宫腔镜憩室整复术操作过程

对于宫腔镜憩室整复术的操作过程，既往文献报道了不同的切除方法。在一些研究中，仅切除憩室流出道（图 24A），而在其他研究中，憩室的流出道及流入道均被切除（图 24B）。在另一些研究中，仅有憩室腔底部的脆弱血管被电凝，而在其他研究中，整个憩室腔表面均被电凝。目前尚不清楚作者是否对相同的手术过程使用了不同的描述。考虑到憩室流出道可能会影响经血流出，切除流出道将有利于经血流出，而同时切除流出道及流入道将引起术后憩室不必要的增大。因此，比较公认的方法是切除憩室流出道，并电凝憩室腔内的血管，以防止潜在的脆弱小血管破裂出血（图 25）。

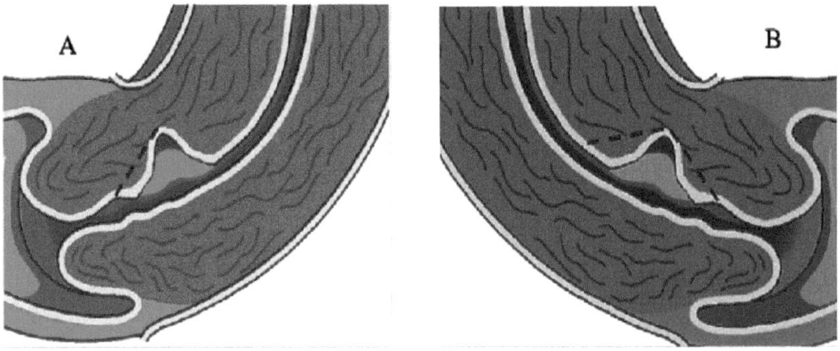

注：A：切除憩室流出道；B：切除憩室流出道及流入道。

图 24　宫腔镜下憩室流入道和流出道

图片引自：Chen H，Wang H，Zhou J，et al. Vaginal repair of cesarean section scar diverticula diagnosed in nonpregnant women[J]. J Minim Invasive Gynecol，2019，26（3）：526–534.

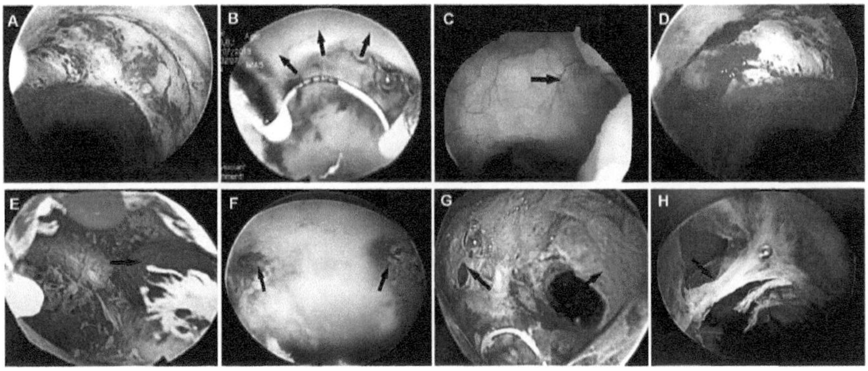

注：A：宫腔镜下憩室；B：电切憩室流出道；C：处理憩室腔内血管；D：憩室腔内炎症；E：处理憩室腔内息肉；F：处理憩室腔内两侧角（副憩室）；G：处理憩室腔内息肉合并右侧副憩室；H：处理憩室腔内粘连带。

图 25　宫腔镜下憩室整复术

24. 宫腔镜下憩室形态各异

宫腔镜下憩室往往形态各异，包罗万象（图 26）。憩室腔内可包含暗褐色积血、异位内膜、异常增生的血管、息肉、纳氏囊肿、大憩室内包含小憩室等。荷兰学者 Huirne JAF 将宫腔镜下子宫憩室的特征总结如图 27 所示。因此，在进行宫腔镜憩室修复术操作时，除遵循切除憩室流出道、电凝憩室腔内异常增生血管及内膜的总体原则外，还要根据憩室具体的特征进行个性化处理（包括摘除憩室腔内息肉、纳氏囊肿，清除憩室内积血等）。

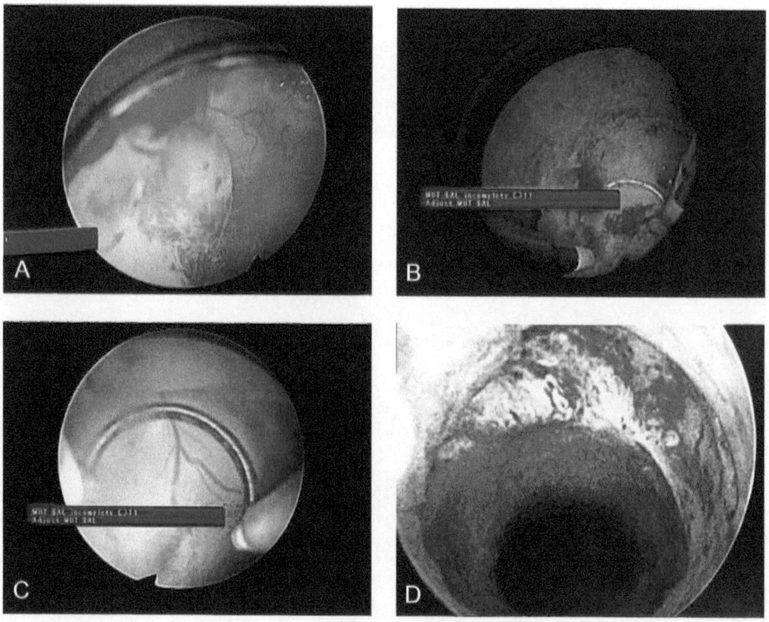

注：A：憩室腔内息肉；B：憩室腔内纳氏囊肿；C：憩室腔内血管；D：憩室腔内异位内膜。

图 26 宫腔镜下憩室的形态

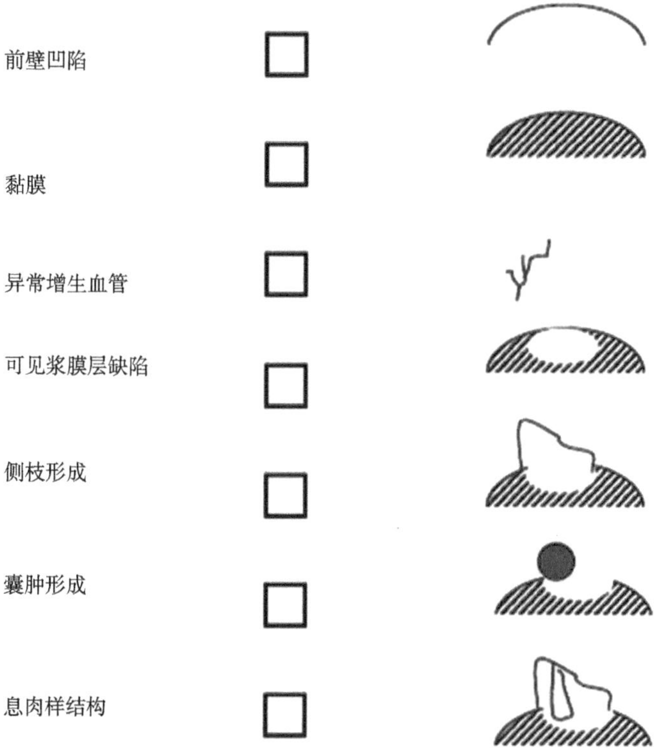

图 27 憩室的形态和憩室腔内异常情况

图片引自：Chen H，Wang H，Zhou J，et al. Vaginal repair of cesarean section scar diverticula diagnosed in nonpregnant women[J]. J Minim Invasive Gynecol，2019，26（3）：526-534.

25. 宫腔镜憩室整复术后可明显改善出血症状，提高生活质量

既往文献报道宫腔镜憩室整复术可明显改善不规则阴道出血（87%）、减轻疼痛（97%），并且鲜有并发症。有三项研究报道了与术前基线相比，术后经期平均缩短天数为 2 ～ 4 天不等。

2017 年 Huirne JAF 等报道了一项随机对照研究，该研究中 103 例有不规则阴道出血的 CSD 患者被随机分配至宫腔镜治疗组（52 例）及期待治疗组（51 例），结果显示宫腔镜组术后 6 个月不规则出血时间较术前平均缩短了 4 天，与期待治疗组相比，宫腔镜手术可明显减少憩室患者不规则阴道出血时间，并减轻因不规则出血带来的不适。有力地说明了宫腔镜治疗 CSD 的有效性。笔者团队自 2016 年至 2019 年纳入了 300 余例宫腔镜治疗 CSD 病例，术后不规则出血时间平均缩短了 3.6 天，有 2/3 患者术后经期缩短天数≥ 3 天，因不规则出血带来的不适明显减轻，生活质量明显提高。

26. 宫腔镜憩室整复术后子宫下段解剖重建

宫腔镜憩室整复术因切除了憩室流出道，故理论上术后憩室会变大。但令人惊讶的是，笔者团队有 51 例宫腔镜术后 3 个月 MRI 随访数据显示，28 例（55%）憩室完全消失（图 28），13 例（25%）残余肌层厚度较术前增加，由大憩室变为小憩室。宫腔镜手术并没有减少子宫壁厚度的机制尚不明确，推测可能的原因是宫腔镜憩室整复术切除了憩室周围的瘢痕组织及炎性宫颈内膜组织，但没有切除周围的肌层，加快了宫颈管单层立方状细胞上皮对治疗区域的修复。但由于目前的样本量较小，结论还有待进一步证实。

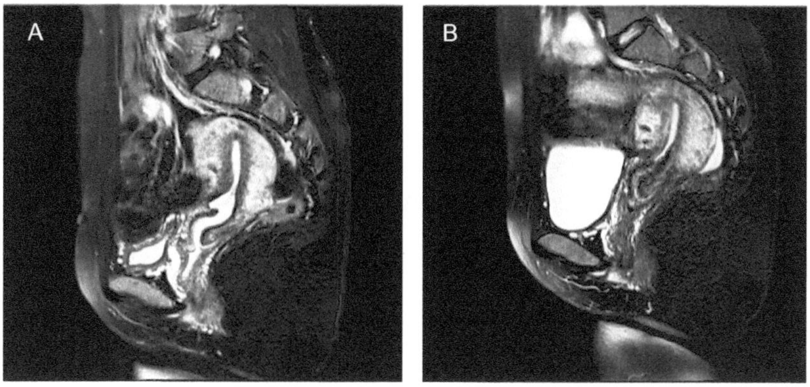

注：A：宫腔镜憩室整复术前 MRI；B：宫腔镜憩室整复术后 3 个月。

图 28 宫腔镜憩室整复术前后 MRI 对比

27. 宫腔镜下整复术治疗 CSD 相关异常子宫出血症状的预测模型

随着宫腔镜手术治疗 CSD 的有效性被越来越多的研究证实后，宫腔镜治疗 CSD 在临床上也越来越被广泛应用。然而，宫腔镜下 CSD 整复术适应证有哪些？哪些因素会影响宫腔镜下 CSD 整复术的疗效？术前有哪些决策性因素？

了解与手术效果相关的预测因素将有助于术前做治疗决策，确定哪些患者可能受益于治疗。基于上述这些人们普遍关注又尚未解决的问题，我们团队从临床症状出发，利用 MRI 测量的 CSD 形态学特征，建立并验证预测宫腔镜下 CSD 整复术治疗伴有月经后点滴出血症状的 CSD 患者疗效预测模型。本团队开展基于盆腔 MRI 术前对 CSD 进行精确评估和测量，参照 2019 年欧洲憩室工作组指南中提出的CSD测量指标和标准，包括CSD的长度（length）、深度（depth）、宽度（width）、残余肌层厚度（thickness of the remaining muscular layer，TRM）和邻近肌层厚度（thickness of the adjacent myometrium，TAM）。为了全面描述憩室的形态特征，本研究对CSD大小（长度、深度、宽度、TRM、TAM、TRM/TAM比率，面积）、形状（形状，憩室上/下/顶点三个角度α、β、γ）、憩室腔内异物（副憩室、囊肿、息肉）、憩室相对位置（相对于宫颈内口、子宫）进行了描述和测量，并在MRI成像序列上进行了描述（图29）。

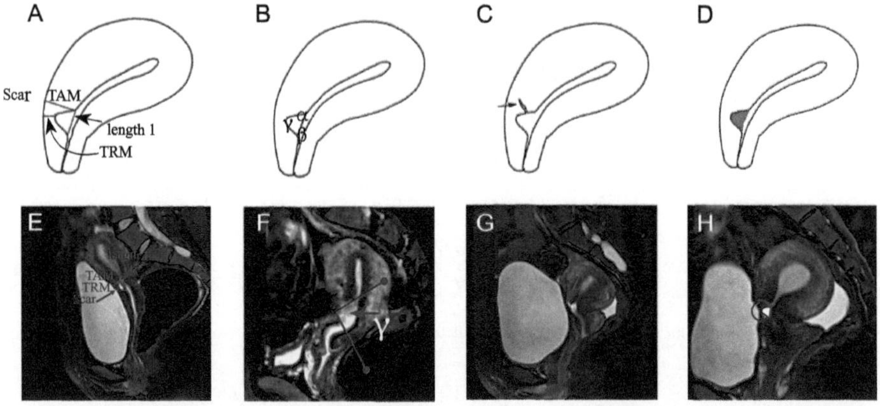

注：A、E：憩室长度（length 1），残余肌层厚度（TRM），邻近肌层厚度（TAM）；B、F：MRI矢状面上憩室顶端角度γ；C、G：副憩室；D、H：MRI矢状面上最大憩室面积。

图29 MRI测量参数示意

我们自2016年5月至2019年1月连续纳入208例伴有月经后点滴出血症状并进行宫腔镜下CSD整复术治疗的CSD患者。所有的研究对象在术前及术后3个月通过问卷调查表的方式采集其月经相关的临床症状[一个月月经周期总的出血天数，总的点滴出血天数，月经后点滴出血天数及月经间期出血天数]、月经相关的疼痛评分[视觉模拟评分法（visual analogue scale，VAS）]、月经淋漓不尽带来的不适（VAS 评分）、对月经满意度评分（5 分李克特评分）。所有研究对象术前均进行 MRI 检查并进行相关参数测量。根据前期预调查的结果，我们将术后第 3 个月总的点滴出血天数与术前相比缩短至少 3 天认为治疗有效，＜ 3 天视为无效。据此，将研究对象根据治疗后 3 个月的效果分为“有效组”（总的点滴出血天数缩短≥ 3 天）和“无效组”（总的点滴出血天数缩短＜ 3 天）。采用多因素二元 Logistic 回归模型建立预测模型，预测模型以 Nomogram 形式呈现（图 30），从校准度、准确性及临床实用性三个角度对模型进行评估，用 10-fold 交叉验证对模型进行验证。结果显示，术后第 3 个月，134 例患者总的点滴出血天数缩短≥ 3 天（有效组），74 例患者总的点滴出血天数缩短＜ 3 天（无效组）。最终，预测模型提示有 7 个独立因子有预测价值，模型因子如下：术前总的出血天数、MRI 矢状面上憩室顶端角度 γ ＜ 90°，TRM ≥ 2.2 mm、憩室长度＜ 9 mm、MRI 矢状面上最大憩室面积＜ 50 mm²、存在副憩室及轻度肌层缺陷（以 TRM 与 TAM 的比值表示，轻度：TRM/TAM ≥ 50%，重度＜ 50%），预测治疗有效。

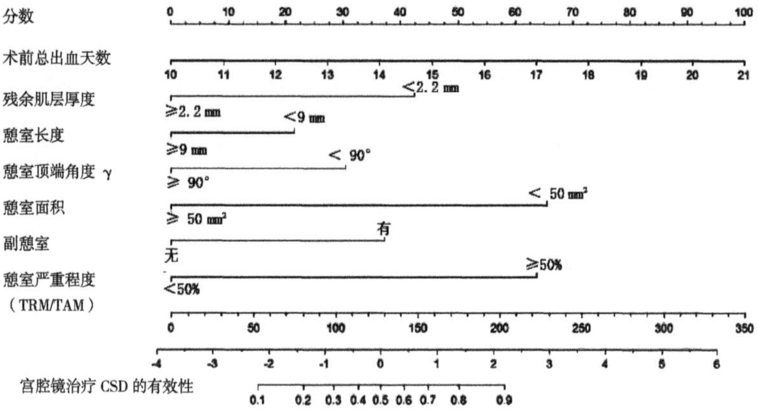

图 30 Nomogram 预测模型

我们的研究表明，治疗前出血时间越长，治疗效果越明显。这可能是由于点滴出血症状越明显，出血原因越典型，手术越容易解决这一问题。

根据我们的模型，6 项 MRI 参数进行宫腔镜治疗疗效良好[憩室顶端角度 γ < 90°，TRM ≥ 2.2 mm，憩室长度< 9 mm，憩室面积< 50 mm²，存在副憩室及轻度肌层缺陷（TRM/TAM ≥ 50%）]。这提示我们，宫腔镜下憩室整复术更适合小憩室，对于较大的憩室，则更适合其他治疗方法。推测，大的憩室淋漓出血的原因可能更复杂，另外，大面积肌层缺损单纯依靠宫腔镜无法恢复其解剖结构。同时，残余肌层薄弱使得膀胱穿孔或损伤风险增加也可导致整复困难。研究还表明，副憩室的存在与宫腔镜术后良好的预后相关，可能是由于经血在副憩室内的积聚导致点滴出血，切除副憩室后可促进经血排出。

总而言之，本研究是基于术前临床症状及 MRI 影像学指标建立的预测模型，便于临床医生对于 CSD 患者进行治疗决策，故具有较大的临床实用价值。未来期待该模型在临床进一步得到验证，以期为更多患者和妇产科医生提供决策依据。

28. 宫腔镜憩室整复术可提高生育力

宫腔镜手术不仅有助于解决阴道不规则出血症状，也可能有助于治疗因憩室引起的继发不孕。Gubbini 等报道了 41 例 CSD 患者经宫腔镜治疗后全部治愈，并有 27 例患者成功妊娠并择期剖宫产分娩。Fabres 等对 24 例 CSD 患者行宫腔镜治疗，术前有 11 例不孕症患者中有 9 例于术后 2 年内成功受孕。我院于 2016 年 1 月至 2018 年 2 月 217 例 CSD 患者接受宫腔镜手术，其中有再次生育要求者 38 例、既往继发不孕者 22 例，术后 24 个月成功妊娠者 28 例，其中，早孕自然流产者 5 例（17.86%），足月选择性剖宫产者 23 例（82.14%），无切口妊娠，无妊娠期和产褥期并发症，继发不孕 22 例中 13 例成功妊娠（59.09%）。但目前的研究存在样本量小、病例选择偏倚等缺陷，宫腔镜手术能否改善因憩室引起的不孕、术后的妊娠结局（妊娠、分娩、切口妊娠、子宫破裂等），尚待足够样本量、设计良好的前瞻性研究来证实。

29. 宫腔镜憩室整复术可作为补充治疗

宫腔镜手术由于其创伤极小不失为经阴道及腹腔镜等手术治疗失败后的补充治疗方式，笔者团队对 8 例手术后效果欠佳（3 例腹腔镜手术，5 例经阴道手术）的 CSD 患者以宫腔镜手术作为补充治疗，结果有 7 例患者术后 3 个月经期较术前缩短＞ 3 天。但样本量较小，结论还有待进一步证实。

虽然相对于其他手术方式而言，宫腔镜手术是治疗 CSD 创伤最小、住院时间最短的手术，但宫腔镜电切过程中若残余肌层厚度太薄容易引起子宫穿孔及膀胱损伤。因此，Chang 等提出宫腔镜术前应该进行 MRI 评估，若残余肌层厚度＞ 2 mm 则可以考虑宫腔镜手术，而对于残余肌层厚度＜ 2 mm 者建议行腹腔镜或经阴道手术。此外，宫腔镜电切术后是否会引起宫颈损伤，在随后的妊娠中是否会导致不必要的宫颈机能不全从而引起流产、早产等尚无循证医学证据。此外，较腹腔镜及经阴道手术不同，宫腔镜手术仅改善了经血引流通道，并未修补憩室，再次妊娠是否会引起胎盘附着部位异常、子宫破裂等产科并发症尚无报道。虽然宫腔镜术后有成功妊娠分娩的报道，但笔者建议将宫腔镜整复术后及所有 CSD 修补术后再次妊娠者作为高危妊娠人群进行妊娠监督及管理。

总而言之，目前对 CSD 的治疗尚缺乏明确的指南，具体采用哪种治疗方法应根据患者有无生育要求、CSD 大小、类型、患者的临床症状及个体差异等因素决定，治疗效果的评价、再次妊娠结局的影响等仍需要长期的观察研究和随访。

参考文献

1. TOWER A M，FRISHMAN G N. Cesarean scar defects：an underrecognized cause of abnormal uterine bleeding and other gynecologic complications[J]. J Minim Invasive Gynecol，2013，20（5）：562-572.

2. TAHARA M，SHIMIZU T，SHIMOURA H. Preliminary report of treatment with oral contraceptive pills for intermenstrual vaginal bleeding secondary to a cesarean section scar[J]. Fertil Steril，2006，86（2）：477-479.

3. FLORIO P，GUBBINI G，MARRA E，et al. A retrospective case-control study comparing hysteroscopic resection versus hormonal modulation in treating menstrual disorders due to isthmocele[J]. Gynecol Endocrinol，2011，27（6）：434-438.

4. 屠月琴，吴伟平，段志芳 . 左炔诺孕酮宫内节育系统治疗子宫切口瘢痕憩室 35 例 [J]. 中国乡村医药，2016，23（3）：8-9.

5. MAROTTA M L，DONNEZ J，SQUIFFLET J，et al. Laparoscopic repair of post-cesarean section uterine scar defects diagnosed in nonpregnant women[J]. J Minim Invasive Gynecol，2013，20（3）：386-391.

6. LUO L，NIU G，WANG Q，et al. Vaginal repair of cesarean section scar diverticula[J]. J Minim Invasive Gynecol，2012，19（4），454-458.

7. CHEN Y，CHANG Y，YAO S. Transvaginal management of cesarean scar section diverticulum：a novel surgical treatment[J]. Med Sci Monit，2014，20（4）：

1395-1399.

8. ZHOU J，YAO M，WANG H，et al. Vaginal repair of cesarean section scar diverticula that resulted in improved postoperative menstruation[J]. J Minim Invasive Gynecol，2016，23（6）：969-978.

9. ZHOU X，YAO M，ZHOU J，et al. Defect width：the prognostic index for vaginal repair of cesarean section diverticula[J]. Arch Gynecol Obstet，2017，295（3）：623-630.

10. Chen H，Wang H，Zhou J，et al. Vaginal repair of cesarean section scar diverticula diagnosed in nonpregnant women[J]. J Minim Invasive Gynecol，26（3）：526-534.

11. LIU S J，LV W，LI W. Laparoscopic repair with hysteroscopy of cesarean scar diverticulum[J]. J Obstet Gynaecol Res，2016，42（12）：1719-1723.

12. NAJI O，ABDALLAH Y，BIJ DE VAATE A J，et al. Standardized approach for imaging and measuring cesarean section scars using ultrasonography[J]. Ultrasound Obstet Gynecol，2012，39（3）：252-259.

13. JORDANS I P M，DE LEEUW R A，STEGWEE S I，et al. Sonographic examination of uterine niche in non-pregnant women：a modified Delphi procedure[J]. Ultrasound Obstet Gynecol，2019，53（1）：107-115.

14. VAN DER VOET L F，BIJ DE VAATE A M，VEERSEMA S，et al. Long-term complications of caesarean section. The niche in the scar：a prospective cohort study on niche prevalence and its relation to abnormal uterine bleeding[J]. BJOG，2014，121（2）：236-244.

15. GLAVIND J，MADSEN L D，ULDBJERG N，et al. Cesarean section scar measurements in non-pregnant women using three-dimensional ultrasound：a

repeatability study[J]. Eur J Obstet Gynecol Reprod Biol，2016，201：65-69.

16. BARANOV A，GUNNARSSON G，SALVESEN K A，et al. Assessment of cesarean hysterotomy scar in non-pregnant women：reliability of transvaginal sonography with and without contrast enhancement[J]. Ultrasound Obstet Gynecol，2016，47（4）：499-505.

17. FIOCCHI F，PETRELLA E，NOCETTI L，et al. Transvaginal ultrasound assessment of uterine scar after previous caesarean section：comparison with 3T-magnetic resonance diffusion tensor imaging[J]. Radiol Med，2015，120（2）：228-238.

18. VAN DER VOET L L F，LIMPERG T，VEERSEMA S，et al. Niches after cesarean section in a population seeking hysteroscopic sterilization[J]. Eur J Obstet Gynecol Reprod Biol，2017，214：104-108.

19. WONG W S F，FUNG W T. Magnetic resonance imaging in the evaluation of cesarean scar defect[J]. Gynecol Minim Invasive Ther，2018，7：104-107.

20. BIJ DE VAATE A J，BROLMANN H A，VAN DER VOET L F，et al. Ultrasound evaluation of the cesarean scar：relation between a niche and postmenstrual spotting[J]. Ultrasound Obstet Gynecol，2011，37（1）：93-99.

21. PAN H，ZENG M，XU T，et al. The prevalence and risk predictors of cesarean scar defect at 6 weeks postpartum in Shanghai，China：a prospective cohort study[J]. Acta Obstet Gynecol Scand，2019，98（4）：413- 422.

22. BIJ DE VAATE A J，VAN DER VOET L F，NAJI O，et al. Prevalence，potential risk factors for development and symptoms related to the presence of uterine niches following cesarean section：systematic review[J]. Ultrasound Obstet Gynecol，2014，43（4）：372-382.

23. FABRES C，AVILES G，DE LA JARA C，et al. The cesarean delivery scar pouch：clinical implications and diagnostic correlation between transvaginal sonography and hysteroscopy[J]. J Ultrasound Med，2003，22（7）：695-700.

24. THURMOND A S，HARVEY W J，SMITH S A. Cesarean section scar as a cause of abnormal vaginal bleeding：diagnosis by sonohysterography[J]. J Ultrasound Med，1999，18（1）：13-16.

25. WANG C B，CHIU W W，LEE C Y，et al. Cesarean scar defect：correlation between cesarean section number，defect size，clinical symptoms and uterine position[J]. Ultrasound Obstet Gynecol，2009，34（1）：85-89.

26. ERICKSON S S，VAN VOORHIS B J. Intermenstrual bleeding secondary to cesarean scar diverticuli：report of three cases[J]. Obstet Gynecol，1999，93（5 Pt 2）：802-805.

27. VAN HORENBEECK A，TEMMERMAN M，DHONT M. cesarean scar dehiscence and irregular uterine bleeding[J]. Obstet Gynecol，2003，102（5 Pt 2）：1137-1139.

28. POMORSKI M，FUCHS T，ZIMMER M. Prediction of uterine dehiscence using ultrasonographic parameters of cesarean section scar in the nonpregnant uterus：a prospective observational study[J]. BMC pregnancy childbirth，2014，14：365.

29. TIMOR-TRITSCH I E，MONTEAGUDO A，CALI G，et al. Cesarean scar pregnancy is a precursor of morbidly adherent placenta[J]. Ultrasound Obstet Gynecol，2014，44（3）：346-353.

30. MORRIS H. Surgical pathology of the lower uterine segment caesarean section scar：is the scar a source of clinical symptoms[J]. Int J Gynecol Pathol，1995，14（1）：16-20.

31. FABRES C，ARRIAGADA P，FERNANDEZ C，et al. Surgical treatment and follow-up of women with intermenstrual bleeding due to cesarean section scar defect[J]. J Minim Invasive Gynecol，2005，12（1）：25-28.

32. VAN DER VOET L F，VERVOORT A J，VEERSEMA S，et al. Minimally invasive therapy for gynaecological symptoms related to a niche in the caesarean scar：a systematic review[J]. BJOG，2014，121（2）：145-156.

33. GUBBINI G，CASADIO P，MARRA E. Resectoscopic correction of the "isthmocele" in women with postmenstrual abnormal uterine bleeding and secondary infertility[J]. J Minim Invasive Gynecol，2008，15（2）：172-175.

34. Vervoort A J，Uittenbogaard L B，Hehenkamp W J，et al. Why do niches develop in caesarean uterine scars? Hypotheses on the aetiology of niche development[J]. Hum Reprod，2015，30（12）：2695-2702.

35. VERVOORT A，VAN DER VOET L F，HEHENKAMP W，et al. Hysteroscopic resection of a uterine caesarean scar defect （niche） in women with postmenstrual spotting：a randomised controlled trial[J]. BJOG，2018，125（3）：326-334.

（朱　茜）

经阴道子宫切口憩室修补术

经阴道子宫憩室修补术是近年来治疗剖宫产切口憩室的主要手术方法之一，其主要是通过经阴道的手术路径来重建子宫前壁峡部解剖结构，从而达到改善症状、恢复生育功能、降低再次妊娠产科并发症的目的。

30. 手术适应证及局限性

目前经阴道 CSD 修补术的手术适应证尚无明确指南。对于有症状的 CSD 患者，目前较多文献指出 TRM ≤ 2.5 mm，可考虑子宫肌层全层修补，对于 TRM > 2.5 mm，可行宫腔镜手术；而对于有生育要求者，为避免再次妊娠子宫破裂的发生，也有学者指出大憩室患者建议行经阴道子宫憩室修补术。目前，关于大憩室没有统一的定义，有报道曾将大憩室定义为憩室深度达到前壁肌层厚度的 50% 或 80%，或者经阴道超声测量（transvaginal ultrasound，TVUS）下残余肌层厚度≤ 2.2 mm，或者超声宫腔造影下≤ 2.5 mm。

尽管经阴道的手术路径可以直接触及憩室部位，并且有术后腹部无瘢痕、肠道功能恢复快、患者满意度高等优点，但该手术操作仍具有一定的局限性。经阴道的手术操作空间有限，对施术者解剖学基础及手术技巧要求高，尤其对于合并盆腔感染史、盆腔粘连的患者，其手术难度大，有中转腹腔镜或开腹的可能。因此，经阴道 CSD 修补术不适合有多次腹部手术史、盆腔严重粘连、过度肥胖、阴道过紧、无法放置膀胱截石位的患者。

究竟哪些因素会影响手术效果、选择哪些病例能达到预期的目的，迄今尚无足够的循证医学证据，如何在术前选择适合的患者进行经阴道 CSD 修补术，目前国内外积累的数据均有限，还需进一步扩大样本量进行更深入的研究来建立相关的预测及预后模型。

31. 手术要点

经阴道子宫憩室修补术的手术要点：①麻醉和体位：腰麻、硬膜外麻醉或全身麻醉后取膀胱截石位，消毒外阴及阴道，铺巾，排空膀胱；②诊断性刮宫：暴露宫颈，组织钳钳夹宫颈，探腔，刮匙顺时针搔刮宫腔 1 周，刮出宫腔组织物送病理检查以排除宫腔病变（图 31A ～图 31B）；③形成水垫：确定膀胱位置，于膀胱宫颈间隙注入含肾上腺素的生理盐水溶液 80 ～ 100 mL（0.3 mg 加入 500 mL 生理盐水中）做水垫（图 31 C）；④打开腹膜：牵拉宫颈，于宫颈阴道部上缘穹隆处做一弧形切口，切开阴道壁，沿水垫钝、锐性分离宫颈膀胱间隙，并上推膀胱至膀胱腹膜反折，打开腹膜（图 31D ～图 31F）；⑤手指于前壁峡部可触及明显瘢痕样凹陷，从宫腔于憩室最薄弱处放置海格氏做指引，另一手指配合触摸定位子宫憩室，然后用尖头刀片切开子宫憩室最薄弱处进入宫腔，切除子宫憩室腔组织，修整憩室周边组织（图 31G ～图 31J）；⑥处理憩室腔两侧角的副憩室及副憩室腔内的缝线和息肉等异常结构；⑦电凝破坏憩室腔向两侧角延伸的组织（图 31K ～图 31L）；⑧生理盐水冲洗切缘组织并电凝止血；⑨ 2-0 可吸收缝线全层穿透黏膜层间断缝合子宫切口 4 ～ 6 针，黏膜对黏膜、肌层对肌层、浆膜对浆膜缝合，缝线不打结；⑩缝线最后一起打结，组织内翻对齐（图 31M ～图 31P）；⑪ 再次探查宫腔检查缝合处，有无薄弱感，必要时加固缝合；⑫ 检查膀胱和尿袋中尿液是否清澈；⑬2-0 可吸收缝线缝合腹膜及阴道壁；⑭ 术后留置导尿。

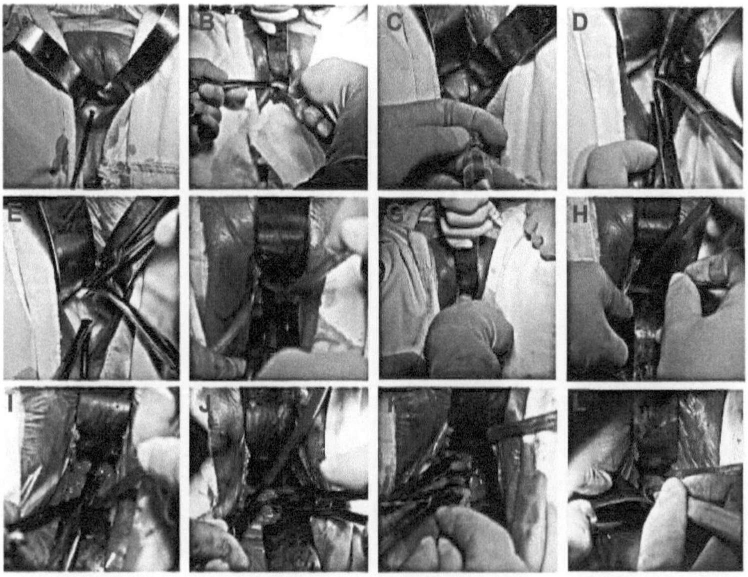

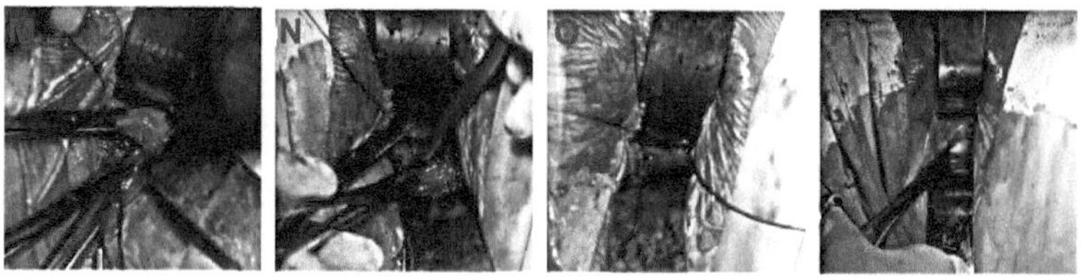

注：A：暴露宫颈；B：诊断性刮宫；C：形成水垫；D：宫颈阴道部上缘做弧形切口；E：沿水垫分离宫颈膀胱间隙；F：打开腹膜；G：定位憩室；H：切开憩室；I：暴露憩室；J：切除憩室及周边组织；K：电凝憩室左侧角；L：电凝憩室右侧角；M：缝合憩室；N：全层间断缝合子宫切口；O：打结缝线；P：缝合后子宫切口。

图 31 经阴道子宫憩室修补术的要点

32. 手术疗效评估

（1）手术可显著改善 CSD 所致的异常子宫出血症状

大量的研究表明，经阴道 CSD 修补术能明显改善 CSD 引起的异常子宫出血症状。Tulandi 等在一项系统回顾研究中指出，经阴道 CSD 修补术后异常子宫出血症状改善率为 89% ～ 93.5%，与其他几项研究的结果相似。Luo 等分别对 42 例、65 例和 64 例有症状的 CSD 患者行经阴道憩室修补术，术后随访，出血症状改善率分别达 92.9%、89% 和 85.9%。Zhou 等研究了 121 例 CSD 患者在接受经阴道憩室修补术后，术后 3 个月、6 个月经期分别从术前的（14.87 ± 3.46）天缩短至（8.89 ± 2.67）天和（9.02 ±2.47）天。

尽管大部分研究均将术后月经淋漓天数显著减少作为疗效评判指标，但目前尚没有统一评判手术疗效的标准。Zhang 等在他的研究中将月经天数缩短至 7 天以内或月经后淋漓天数缩短 3 天以上认为有效。而 Zhou 等则将术后月经症状改善的疗效分为四个等级：一级，术后月经天数≤ 7 天；二级，术后月经天数 7 ～ 10 天；三级，术后月经天数缩短 3 天以上，但在 11 ～ 14 天之间；四级，术后月经天数较术前没有显著改善或者≥ 14 天。尽管目前评估体系尚不完善，但纵观已有的研究报道，经阴道 CSD 修补术能显著改善异常子宫出血症状是不容置疑的。

除了出血症状，目前的研究均未报道与 CSD 相关的其他症状，如慢性盆腔痛、性交不适等症状的改善情况，对于这些症状的改善尚需更多的研究。我们团队在 2016 年 1 月 1 日至 2019 年 6 月 30 日共纳入了憩室者 70 例，平均年龄为（34.13±3.73）岁，平均 BMI 为（20.62±2.58）kg/m^2，其中 1 次剖宫产史 48 例，2 次剖宫产史 21 例，3 次剖宫产史 1 例，剖宫产距子宫憩室修补术的平均时间为（6.1±3.51）年，术前平均月经后淋漓天数为（9.32±3.38）天，术后 3 个月、6 个月的平均月经后淋漓天数为（1.82±2.56）天、（2.33±2.82）天，术前、术后月经淋漓症状改善明显；术前月经淋漓症状的 VAS 评分中位数为 6 分，术后下降为 2 分，差异有统计学意义。

（2）手术重建子宫下段解剖结构

经阴道 CSD 修补术可以在术中完整地切除憩室及其周边组织，再将新的组织对合重缝以达到完整修复子宫前壁肌层的目的。目前，大部分的研究均表明，经阴道 CSD 修补术后大部分患者的憩室完全消失，小部分患者术后由大憩室变为小憩室，TRM则在术后显著增厚。2016年，Zhou等分析了121例CSD患者进行经阴道修补，分别于术后1个月、3个月、6个月行阴道超声测量子宫下段前壁肌层愈合情况，显示TRM较术前明显改善，原憩室消失或显著变小，且术后6个月子宫下段前壁肌层的愈合情况和TRM较术后3个月时未见明显差异，可见术后3个月子宫下段切口已完成修复和愈合，提示术后3个月是憩室修补术后随访切口愈合情况的可靠终点。本研究团队前期纳入经阴道CSD修补患者70例，术后3个月有65例进行了TVUS随访，其中45例患者术后憩室消失，憩室深度、宽度及长度均较术前改善明显，平均TRM从术前的（2.09±0.83）mm增至术后的（6.50±1.92）mm。

与月经症状的改善类似的是，目前尚无统一的标准来衡量憩室解剖学结构恢复程度的指标。Zhou等的研究中根据患者术6个月TVUS下CSD容积的减少程度及TRM提出了一个评估体系，Ⅰ度：憩室消失；Ⅱ度：憩室容积减少70%以上；Ⅲ度：憩室容积减少30%～70%；Ⅳ度：憩室容积减少在30%以下。而Wang等的研究中根据术后3个月TVUS提示的解剖学恢复情况进行评分，2分：术后憩室消失；1分：术后憩室的深度较术前减少3 mm以上；0分：术后憩室的深度较术前减少＜3 mm；术后评分1分以上则认为手术有效。

（3）手术显著提高再次妊娠结局

目前关于经阴道 CSD 憩室修补术后怀孕率及产科结局的研究报道较少。Cheng 等在一项回顾性研究中对比了 83 例经各类手术（包括腹腔镜、宫腔镜及经阴道手术患者）后的患者与 23 例未手术者再次妊娠的结局，其中术后再次妊娠时子宫瘢痕处妊娠的发生率较未手术者明显降低，子宫破裂及前置胎盘的发生率虽然有所降低，但无统计学差异。Zhou 等在一项前瞻性研究中共纳入了 51 例经阴道憩室修补术患者，术后第 15 个月自然受孕 26 例（51%），其中人工流产 6 例、足月产 18 例、早产 2 例，分娩过程中均无子宫破裂、子宫开裂等并发症的发生。

迄今关于子宫憩室手术治疗的研究均存在样本量小，随访时间短的缺陷，故再次妊娠结局的数据较少，亦缺乏再次妊娠阴道分娩的安全性数据，再次妊娠子宫下段厚度与子宫破裂是否相关等一系列问题尚无明确答案。因此，提倡把憩室修补术后再次妊娠的孕妇作为高危孕产妇进行妊娠期和分娩期管理，也期待今后有更多的临床研究获得更多的临床数据，为指南的制订提供可靠的循证依据。

33. 手术并发症

经阴道 CSD 修补术目前报道的并发症有术后感染（3.6%）、膀胱损伤（1.5%）、术中大出血（1.5%）、术后发热（2.3%）、阔韧带血肿等。此外，赵倩等的研究中报道 2 例憩室患者术中因前壁腹膜粘连而中转开腹。可见，经阴道 CSD 修补术最常见的并发症是感染。由于阴道是一个开放的环境，对于经阴道手术围手术期要做好预防感染的工作，避免因感染而影响切口愈合造成新的憩室形成。经阴道 CSD 修补术中另一常见并发症是易发生膀胱损伤，因此操作者必须具备良好的经阴道手术操作技能，熟悉膀胱、宫颈的解剖结构，对于有多次剖宫产史、多次腹部手术史及既往慢性盆腔感染者，应充分做好术前评估，选择合适的手术方案，对于术中粘连严重、解剖结构不清晰者及时中转开腹以避免盆腔脏器的损伤。我院 70 例中也有 2 例因子宫下段与膀胱致密粘连，术中无法打开膀胱腹膜反折而中转腹腔镜手术。

34. 与其他手术方式的疗效对比

有报道，经阴道 CSD 修补术在改善出血症状及恢复子宫下段解剖学结构方面优于宫腔镜手术，但手术时间较宫腔镜长、术中出血量较宫腔镜多，这可能是由于宫腔镜手术是通过电切环将憩室腔内膜及血管电凝、切除憩室周边组织使月经血引流通畅来改善月经症状，而经阴道 CSD 修补术则完整切除憩室及周边瘢痕组织，使新鲜切口完整对合，因此术后月经症状及解剖学指标改善明显。但迄今为止，对术后再次妊娠结局的研究较少。伍世瑞等比对了宫腔镜、经腹及经阴道 CSD 修补术后的妊娠结局，其中经阴道修补术后宫内妊娠率、子宫瘢痕处妊娠率及继发不孕率均低于宫腔镜和经腹手术组。

与腹腔镜及经腹手术相比，大部分文献报道两者对出血症状的改善及术后解剖学重建的疗效是相当的，但经阴道 CSD 修补术具有手术时间短、术中出血少、术后恢复快及住院费用低等优势。对于再次妊娠结局的比较，有研究报道经阴道手术宫内妊娠率高于经腹或经腹腔镜修补术，这可能是由于经阴道手术避免了充分暴露盆腔及腹膜，维持了盆腔正常的环境，减少了术后粘连的发生，因此提高了再次妊娠率。

与宫腹腔镜联合手术相比，大量研究表明二者的手术疗效、再次妊娠率相当，经阴道手术具有手术操作简单、手术时间短、术中出血少、治疗费用低等优点，但其术后住院时间相对长、并发症的发生率相对高。

35. 手术疗效的预测

目前，哪些因素会影响 CSD 手术效果尚无足够的循证医学证据。Zhou 等的研究表明，术后 6 个月 TRM ≥ 8.5 mm，末次剖宫产年限和手术时间≤ 2.5 年与术后症状的改善相关，其团队后续的研究中指出子宫憩室的深度可以作为预测术后解剖学恢复的指标，当憩室宽度＞ 18.85 mm，应注意憩室边缘的修补。Chen 等在 2019 年的一项回顾性研究中分析经阴道 CSD 修补病例 241 例，发现后位子宫的术后症状改善较前位子宫明显，差异有统计学意义。2019 年另一项研究建立了经阴道 CSD 修补术后疗效的预测模型，将憩室与残余肌层厚度之比、术前出血天数、白细胞及纤维蛋白原含量作为术后月经天数不超过 7 天、TRM ＞ 5.8 mm 的预测指标。但关于其他因素的研究目前尚无报道，因此，如何在术前评估适合经阴道 CSD 修补术的患者，尚需更多的研究数据来支持。

综上所述，经阴道手术能显著改善患者的异常子宫出血症状、恢复子宫正常的解剖结构、恢复患者的生育能力，并且具有手术时间短、术后恢复快、住院费用低等优点。今后的研究应致力于加大样本量进行多维度研究，如术前评价体系、手术疗效的预测因素，以及术后疗效评判指标及生育和妊娠结局的改善等，从而为临床指南制订提供高级别循证医学依据。

参考文献

1. REGNARD C，NOSBUSCH M，FELLEMANS C，et al. Cesarean section scar evaluation by saline contrast sonohysterography[J]. Ultrasound Obstet Gynecol，2004，23（3）：289-292.

2. OFILI-YEBOVI D，BEN-NAGI J，SAWYER E，et al. Deficient lower-segment cesarean section scars：prevalence and risk factors[J]. Ultrasound Obstet Gynecol，2008，31（1）：72-77.

3. OSSER O V，JOKUBKIENE L，VALENTIN L. Cesarean section scar defects：agreement between transvaginal sonographic findings with and without saline contrast enhancement[J]. Ultrasound Obstet Gynecol，2010，35（1）：75-83.

4. LUO L，NIU G，WANG Q，et al. Vaginal repair of cesarean section scar

diverticula[J]. J Minim Invasive Gynecol，2012，19（4）：454-458.

5. TULANDI T，COHEN A. Emerging manifestations of cesarean scar defect in reproductive-aged women[J]. J Minim Invasive Gynecol，2016，23（6）：893-902.

6. KLEMM P，KOEHLER C，MANGLER M，et al. Laparoscopic and vaginal repair of uterine scar dehiscence following cesarean section as detected by ultrasound[J]. J Perinat Med，2005，33（4）：324-331.

7. CHEN Y，CHANG Y，YAO S. Transvaginal management of cesarean scar section diverticulum：a novel surgical treatment[J]. Med Sci Monit，2014，20：1395-1399.

8. YAO M，CHEN H，TAO J，et al. Clinical research of transvaginal repair of cesarean scar diverticulum[J]. Zhonghua Fu Chan Ke Za Zhi，2015，50（7）：500-504.

9. SETUBAL A，ALVES J，OSORIO F，et al. Treatment for uterine isthmocele，a pouchlike defect at the site of a cesarean section scar[J]. J Minim Invasive Gynecol，2018，25（1）：38-46.

10. ZHANG D，LIANG S，ZHU L. Comparison of transvaginal repair versus laparoscopic repair of lower-segment cesarean scar defects[J]. Int J Gynaecol Obstet，2019，145（2）：199-204.

11. WANG Y，ZHU Q，LIN F，et al. Development and internal validation of a nomogram for preoperative prediction of surgical treatment effect on cesarean section diverticulum[J]. BMC Womens Health，2019，19（1）：136.

12. ZHANG D，LIANG S，ZHU L. Comparison of transvaginal repair versus laparoscopic repair of lower-segment cesarean scar defects[J]. Int J Gynecol Obstet，2019，145（2）：199-204.

13. ZHOU D，WU F，ZHANG Q，et al. Clinical outcomes of hysteroscopy-assisted transvaginal repair of cesarean scar defect[J]. J Obstet Gynaecol Res，2020，46（2）：279-285.

14. ZHOU J，YAO M，WANG H，et al. Vaginal repair of cesarean section scar diverticula that resulted in improved postoperative menstruation[J]. J Minim Invasive Gynecol，2016，23（6）：969-978.

15. ISHCHENKO A I，DAVYDOV A I，ALEKSANDROV L S，et al. Uterine scar incompetency after the cesarean section. Choice of surgical intervention method[J]. Gynecology，2018，17（4）：51-59.

16. 王少丽，韩蓁，董晋 . 剖宫产术后子宫切口瘢痕缺陷手术治疗的疗效及再次妊娠情况分析 [J]. 河北医学，2017，23（12）：2040-2043.

17. 马飞 . 经阴道手术治疗剖宫产子宫瘢痕憩室的疗效观察 [J]. 实用妇科内分泌电子杂志，2015，2（6）：96-98.

18. 牛刚，罗璐，何科，等 . 剖宫产子宫瘢痕憩室经阴道切除 34 例临床分析 [J]. 中国实用妇科与产科杂志，2012，28（3）：209-211.

19. 王小菊，蒋国庆 . 经阴道剖宫产瘢痕憩室修补术的临床观察 [J]. 中国计划生育学杂志，2019，27（2）：196-198.

20. ZHANG Y. A comparative study of transvaginal repair and laparoscopic repair in the management of patients with previous cesarean scar defect[J]. J Minim Invasive Gynecol，2016，23（4）：535-541.

21. CHENG X Y，CHENG L，LI W J，et al. The effect of surgery on subsequent pregnancy outcomes among patients with cesarean scar diverticulum[J]. Int J Gynaecol Obstet，2018，141（2）：212-216.

22. ZHOU X，YANG X，CHEN H，et al. Obstetrical outcomes after vaginal repair of caesarean scar diverticula in reproductive-aged women[J]. BMC Pregnancy Childbirth，2018，18（1）：407.

23. 伍静 . 宫腹腔镜联合手术与阴式憩室修补术治疗剖宫产子宫切口瘢痕憩室的疗效观察 [J]. 湖南师范大学学报（医学版），2019，16（5）：144-147.

24. 曾宪瑞，林志金，王明波，等 . 宫腹腔镜联合手术和阴式手术治疗剖宫产子宫切口瘢痕憩室的疗效及并发症观察 [J]. 华夏医学，2017，30（4）：61-63.

25. 赵倩，秦玲，边爱平，等 . 宫腹腔镜联合手术与阴式手术治疗剖宫产术后子宫切口憩室的疗效比较 [J]. 中国妇产科临床杂志，2014，15（2）：138-140.

26. 李宇迪，成星函，杨童焜，等 . 剖宫产术后子宫切口憩室的不同术式疗效观察 [J]. 局解手术学杂志，2019，28（5）：391-394.

27. XIE H Z，WU Y X，YU F，et al. A comparison of vaginal surgery and operative hysteroscopy for the treatment of cesarean-induced isthmocele：a retrospective review[J]. GynecolObstetInvest，2014，77（2）：78-83.

28. 章烨，谢华芳，高毅，等 . 宫腔镜电凝术与阴式手术治疗子宫切口瘢痕憩室的疗效对比 [J]. 临床和实验医学杂志，2019，18（4）：434-436.

29. 付一元，肖青，钟卓慧，等 . 宫腔镜电切及经阴道子宫瘢痕憩室切除缝合术在子宫瘢痕憩室治疗中的作用研究 [J]. 中国实用医药，2017，12（10）：37-39.

30. 钟春燕，范江涛，李莉莉 . 不同手术方式对剖宫产瘢痕憩室治疗效果的 Meta 分析 [J]. 生殖医学杂志，2019，28（3）：237-243.

31. 伍世端，邹晓红，杨云，等 . 不同术式治疗剖宫产子宫切口憩室的再次妊娠结局对比 [J]. 广西医学，2015，37（6）：770-772.

32. 刘瑞清 . 不同术式治疗剖宫产子宫切口憩室的再次妊娠结局对比 [J]. 世界最新医学信息文摘，2018，18（99）：69+71.

33. 袁毅 . 不同术式治疗剖宫产子宫切口憩室的再次妊娠结局对比 [J]. 临床医药文献电子杂志，2018，5（87）：57.

34. 孙博 . 腹式与阴式手术治疗剖宫产子宫切口憩室再次妊娠患者的妊娠结局对比 [J]. 临床研究，2018，26（10）：57-58.

35. 曲志姝 . 经阴道与腹腔镜治疗重度剖宫产子宫切口憩室的比较研究 [J]. 中国卫生标准管理，2016，7（12）：67-69.

36. 章永平．经阴道与腹腔镜治疗重度剖宫产子宫切口憩室的比较研究 [J]. 中国现代医生，2016，54（6）：49-51，55.

37. 姚冬爱．剖宫产术后子宫切口憩室两种术式治疗的疗效分析 [D/OL]. 江西：南昌大学，2019[2020. 5. 11]. http://kreader. cnki. net/Kreader/CatalogViewPage. aspx?dbCode=cdmd&filename=1019198728. nh&tablename=CMFD202001&compose=&first=1&uid=.

38. 申迪，肖丽，李秋丽，等．宫、腹腔镜联合手术与其他术式治疗剖宫产瘢痕憩室的疗效分析 [J]. 腹腔镜外科杂志，2019，24（1）：53-56.

39. 余莎莎．宫腹腔镜联合手术与阴式手术治疗剖宫产术后子宫切口憩室的疗效比较分析 [J]. 中国继续医学教育，2016，8（11）：158-159.

40. 廖飞燕．宫腹腔镜联合手术与阴式手术治疗剖宫产子宫切口瘢痕憩室的随机对照研究 [J]. 吉林医学，2015，36（12）：2505-2506.

41. 曾朝阳，庄晨玉．两种手术方式治疗剖宫产子宫切口瘢痕憩室的比较 [J]. 中南医学科学杂志，2014，42（2）：166-168.

42. 姚秀华，祝文峰，黄卓敏．不同手术方式治疗剖宫产术后子宫切口憩室的疗效比较 [J]. 现代妇产科进展，2015，24（8）：580-582.

43. 王燕，郑婧．两种修补术式对剖宫产术后子宫切口憩室患者月经恢复情况、再次宫内妊娠率及术后复发率的影响 [J]. 中国生育健康杂志，2018，29（5）：445-447.

44. ZHOU X，YAO M，ZHOU J，et al. Defect width：the prognostic index for vaginal repair of cesarean section diverticula[J]. Arch Gynecol Obstet，2017，295（3）：623-630.

45. CHEN H H，WANG H S，ZHOU J R，et al. Vaginal repair of cesarean section scar diverticula diagnosed in non-pregnant women[J]. J Minim Invasive Gynecol，2019，26（3）：526-534.

（王晓凤）

剖宫产切口憩室显著增加再次妊娠风险

2015年10月，我国颁布了全面开放二孩生育的新政策，因此要求生育和再生育的妇女显著增加，且这些妇女普遍年龄偏大，由于各种因素，她们中很多人都会在分娩时选择剖宫产终止妊娠。然而，随着剖宫产率的增加，剖宫产远期并发症——CSD，逐渐被人们认识，它是子宫下段的继发性缺陷，是既往剖宫产术子宫切口处瘢痕愈合不良形成的局部肌层缺失状态，在原子宫切口位置形成空腔，与子宫腔相通。可想而知，她们再次怀孕时孕期和分娩期风险也明显增加。CSD妇女如何安全渡过再次怀孕的妊娠期和分娩期，如何评估和选择恰当的分娩方式，避免其严重并发症，如子宫破裂、死胎、死产、失血性休克等不良妊娠结局的发生尤显重要。

36. CSD显著增加剖宫产瘢痕妊娠发病率

既往有剖宫产手术史且本次妊娠孕囊着床于原剖宫产切口瘢痕处称为剖宫产瘢痕妊娠（cesarean scar pregnancy，CSP），也有作者称之为子宫瘢痕异位妊娠，其发病率为所有剖宫产妇女的1/2500～1/1800。近年来随着剖宫产率的增加，CSP的发生率亦显著升高。CSP可造成难以控制的大出血、胎盘前置、胎盘植入甚至子宫破裂、切除子宫等风险，严重威胁妇女的生殖健康甚至母儿生命安全。前次剖宫产是其主要高危因素，当然也可继发于刮宫、子宫肌瘤剥除、子宫内膜去除、人工剥离胎盘或涉及子宫腔的其他人工操作。前次剖宫产或子宫腔手术会导致子宫下段瘢痕区域蜕膜基底膜变薄甚至缺失，从而导致滋养层细胞向深部浸润性生长。此外，Tantbirojn等认为，绒毛外滋养层侵及子宫壁肌层，并非简单的是因为子宫下段蜕膜基底层缺失所致，而是继发于CSD，即子宫下段裂隙状缺损可导致绒毛侵袭子宫下段壁深部，从而使绒毛外滋养层细胞更容易进入子宫深部肌层。因此，目前比较一致观点认为CSD会大幅增加CSP的发生。

37. CSD与憩室妊娠

孕卵部分或全部种植于剖宫产切口的憩室腔内，则称为憩室妊娠，发病罕见。孕卵种植于瘢痕上的剖宫产瘢痕妊娠通常残余肌层厚度（胎盘或孕囊距离子宫下段前壁浆膜层的距离）在2～3 mm以上（图32A），而孕卵种植于憩室腔内的憩室妊娠通常残余肌层厚度＜2 mm（图32B）。由于残余肌层薄，妊娠向膀胱方向生长的可能性大，因此其妊娠期风险更高，如果不进行干预，在早、中孕期就可能发生子宫破裂、大出血，严重威胁母儿生命。由于憩室妊娠发生率极低，目前相关报道较少。最近 Chandrasekaran 等报道了 1 例孕晚期因腹痛入院患者，经过超声检查发现胎儿的腿部嵌顿于右侧宫角的大憩室内，即刻行剖宫产术，新生儿出现了腿部筋膜间隔综合征，究其原因就是由于前次剖宫产手术造成的子宫憩室，再次妊娠时导致胎儿局部嵌顿受压而产生的并发症。当然，这种现象并不常见。关于子宫憩室妊娠的处理方案也无共识，一般参照 CSP 处理，具体详见相关章节。

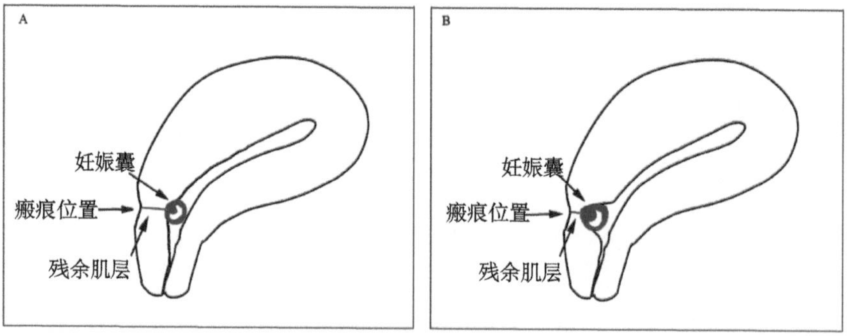

图 32　剖宫产瘢痕妊娠和剖宫产憩室妊娠示意

38. CSD 妇女计划妊娠前应明确是否需要手术治疗

对既往有子宫手术史的妇女在计划再次妊娠前应提供相关病史及记录，医生须运用影像学方法来进一步确定该妇女是否有切口憩室的存在（包括子宫憩室的大小、类型、残余肌层的厚度、邻近肌层的厚度及子宫浆膜层是否平整连续）等情况，并且根据其临床症状、有无生育要求等综合决策是否需要手术及采取何种手术治疗。如无症状且无生育要求的 CSD 妇女，则应注意落实避孕措施，无须治疗；如有临床症状或有生育要求的妇女，鉴于目前国内外对于 CSD 的手术指征、手术方式、手术益处等均无指南和规范参考，因此视具体情况个性化处理。CSD 的手术方法主要包括两种，即憩室整复术和憩室修补术。当前，比较一致地认为通过手术可以使月经后点滴出血、不孕等症状得到改善，而对于该手术是否能降低再次妊娠时瘢痕妊娠、胎盘植入及子宫破裂等风险及是否改善妊娠结局，迄今尚缺乏大样本临床研究数据。有学者提出，对于有再生育需求的妇女，憩室残余肌层厚度＜ 3.5 mm 或憩室深度≥ 80% 前壁厚度建议行憩室修补术；对于无生育需求的妇女，其憩室残余肌层厚度＜ 2.5 mm 或憩室深度≥ 50% 前壁厚度可考虑行憩室修补术。反之，则考虑行子宫憩室整复术。然而，因迄今缺乏足够的临床研究数据证明何种手术使随后的再次妊娠结局获益更大，因此手术干预应综合评估后谨慎实施。我们团队综合文献及临床研究数据提出，非孕期 CSD 妇女有再生育计划时，应利用 MRI 或介质超声予以充分评估，其中，子宫下段肌层缺陷明显者，再次妊娠风险高，医疗投入大，如存在下列征象：MRI 矢状面上憩室顶端角度＞ 90°，残余肌层厚度＜ 2.0 mm，憩室长度＞ 9 mm，MRI 矢状面上最大憩室面积＞ 50 mm²，以及重度肌层缺陷（残余肌层厚度与邻近肌层厚度之比）＜ 50%，则建议进行憩室修补术后再计划妊娠。再次妊娠后应在充分评估后，在有高级别抢救措施和丰富抢救经验的医疗中心进行密切的产前检查，适时终止妊娠。

39. CSD 手术方式对再次妊娠结局的影响"因术而异"

当前最主流治疗 CSD 的手术方法有以下几种：

（1）宫腔镜手术：在宫腔镜直视下切除憩室流出道及流入道组织，从而将积存已久的经血排出，同时电凝憩室腔内的血管丛和增生组织。该手术方式可以改善异常子宫出血症状且提高再次妊娠率，但并没有对 CSD 进行真正的修复。甚至一些同行认为，运用该手术方法反而会使之前的瘢痕处更加薄弱，甚至进一步增大憩室腔的体积。然而，上述问题是否会对今后再次妊娠结局造成更不利影响，目前尚无定论。有学者研究发现，宫腔镜憩室整复术后病理组织中炎性内膜有 78%，纤维结缔组织、坏死组织有 17.1%，子宫腺肌症有 3%，并没有肌层组织，因此提出这种手术方法并不会对残存肌层造成明显的损害，也不会加大子宫肌层分离及子宫破裂的风险。Gubbini 等对 41 例有生育要求的憩室患者进行宫腔镜下憩室整复术，术后有 37 例足月剖宫产分娩，4 例流产，无子宫破裂发生。我院对 2016 年 1 月至 2018 年 2 月宫腔镜术后有生育要求者（38 例）进行了为期 24 个月的随访，成功妊娠 28 例，早孕自然流产 5 例（17.86%），足月选择性剖宫产 23 例，无切口妊娠，无子宫破裂或开裂。在此，需要进一步明确的是，在进行憩室整复术时，应该充分考虑电灼的热效应深度，如子宫憩室残余肌层过薄，尤其是＜2 mm 时，术中容易导致子宫穿孔及周围脏器的损伤，也增加了再次妊娠时子宫破裂的风险。因此，经宫腔镜子宫憩室整复手术的妇女如再次妊娠，应作为高危妊娠人群进行产前检查，防止瘢痕妊娠、胎盘植入、子宫破裂等严重并发症的发生。

（2）腹腔镜手术：该手术方法是在腹腔镜直视下，切除子宫憩室腔及周围愈合不良组织并重新缝合切口。近年来，该治疗方式在临床得到进一步验证，对于有再次生育意愿，尤其是子宫下段残存肌层比较薄、肌层缺陷明显的妇女，可以有效缓解临床症状；修复子宫下段的缺损，显著增加子宫下段肌层厚度，提高再次妊娠率，防止妊娠子宫破裂，降低不良孕产妇结局。此外，腹腔镜憩室修补联合宫腔镜手术，可通过宫腔镜来直视观察 CSD 的情况（如憩室的发生部位、大小、侧支、异常血管、异位内膜、憩室腔内异物、息肉等），同时在腹腔镜直视下行 CSD 的切除修整并再次缝合，此方法能更直观的定位憩室并指导切除，修补完成后还能再次利用宫腔镜观察子宫下段修补效果。

（3）经阴道子宫切口憩室修补术：该手术是利用女性天然孔道进行子宫憩室修补，经阴道上推膀胱后，能直视下将原瘢痕及周围组织切除，并进行加固缝合。这种治疗方法微创、腹部没有切口、损伤小、恢复快，对于有生育需求的妇女适用。

汪希鹏等随访了 51 例经阴道修补的子宫憩室患者，修补术后3个月阴道超声检查发现子宫下段残余肌层厚度由2.24 mm增加至6.10 mm，26例再次妊娠，其中20例足月分娩，无子宫破裂等不良结局。2017年Olivier等对38例腹腔镜憩室修补术后的妇女进行随访，有再生育要求者18例，其中8例妊娠，无子宫破裂。然而，目前的研究存在样本量小、随访时间短、缺乏对照等缺陷，手术治疗能否改善因憩室引起的不孕、术后的妊娠结局（妊娠、分娩、切口妊娠、子宫破裂等），尚待足够样本量、设计良好的前瞻性研究来证实。

40. CSD手术治疗后再次计划妊娠间隔时间，国内外尚未达成共识

对于手术修补CSD后是否减少瘢痕妊娠及子宫破裂等并发症的发生及再次妊娠的间隔时间，国内外均未达成共识。国内多数医生以现有的医学证据及临床实践经验为依据，发现通常憩室修补术后切口需要3～6个月才能完全愈合，故而建议经子宫憩室修补术的妇女应在术后至少避孕2年，这样才能最大程度上保证切口处瘢痕足以维持妊娠所需。如果在手术过程中切除的组织比较多，那么需要避孕的时间将更长一些。但是如果采用的是“折叠对接缝合法”，由于该手术方法并没有切除子宫下段肌层组织，而是增加了子宫局部的组织厚度，同时也保持了子宫壁的完整性，因此避孕的时间并不用这么长，具体的避孕时间应结合术中的具体情况和术后子宫肌层恢复的情况而定。如采用宫腔镜手

术的妇女，由于子宫完整性未被破坏，一般可以在月经恢复之后就可以考虑计划妊娠。

41. 合并 CSD 孕妇妊娠晚期子宫破裂风险更高

对于 CSD 孕妇，由于孕期子宫下段的拉伸变薄，尤其在孕晚期，子宫憩室腔变浅，甚至完全展平，超声乃至 MRI 都很难观察到子宫憩室的存在，只能监测子宫下段瘢痕的厚度。而孕晚期子宫下段瘢痕肌层会出现一些异常情况，这些情况通常是指子宫下段瘢痕肌层菲薄、子宫下段瘢痕分离及子宫破裂，这三种情况既可能序贯发生，也可能单独发生。

（1）子宫下段瘢痕肌层菲薄：在妊娠晚期进行超声波检查时发现子宫下段肌层连续性存在，但极其薄弱。Naji 等发现子宫瘢痕的厚度随着孕周的增加而逐渐变薄。系统综述结果提示，当瘢痕肌层厚度为 2.1 ～ 4.0 mm 时，发生子宫破裂风险相对较小，而当肌层厚度为 0.6 ～ 2.0 mm 时，子宫破裂发生的风险明显升高。如果前次剖宫产切口愈合良好，那么相应的子宫下段肌层菲薄出现的时间主要是妊娠晚期。而对于剖宫产术后有子宫憩室的孕妇来说，一旦妊娠即可发现子宫下段的部分肌层菲薄，甚至连续性中断，并且这种情况直接与子宫瘢痕裂开及子宫破裂风险成正相关。但是目前超声监测子宫下段厚度受到诸如测量次数、测量位置、膀胱充盈程度、胎先露、阴道超声或腹部超声等多因素影响，至今尚无阴道超声监测子宫厚度作为子宫破裂风险的理想预测值。

（2）子宫下段瘢痕分离：此为较严重的并发症，具体表现为子宫下段部分裂开，羊膜囊绒毛膜外仅为子宫浆膜层覆盖，类似于不全子宫破裂。根据有关研究发现，如果采用经阴道超声检查剖宫产后子宫（剖宫产术后 6 周），评估下次妊娠孕晚期子宫瘢痕肌层分离的发生率，结果显示造成瘢痕子宫肌层发生分离的关键因素就是子宫瘢痕憩室深度与残留肌层厚度的比值，认为当比值＜ 0.785 时，不会导致分离的情况，如果最终的比值≥ 0.785 时，那么子宫瘢痕肌层分离的敏感度为 71%，特异度为 94%。

（3）子宫破裂：这种情况就是子宫瘢痕部分或者完全裂开，从而导致宫腔与腹腔可以相通，多伴有出血和胎儿窘迫，严重危及母儿安全。此种子宫破裂大多数发生在妊娠晚期，尤其是发生在宫缩之后，如果比较大的子宫瘢痕憩室（一次剖宫产术后子宫瘢痕非孕期残留肌层厚度≤ 2.5 mm）及小憩室（未达上述标准）者发生子宫瘢痕分离及破裂的概率分别为 42.9% 和 5.3%。当前国际上有一些以非孕期及孕期子宫下段肌层厚度来预测子宫破裂风险的相关研究，但均未达成共识。对于子宫瘢痕憩室残余肌层厚度在非孕期、孕期早期、中期、晚期及宫缩发动后的变化，以及各阶段的瘢痕厚度与子宫破裂的关系亦尚不明确，但有研究发现 CSD 孕妇，特别是大瘢痕憩室者，较普通瘢痕子宫者再次剖宫产术中见子宫下段异常更频繁，子宫破裂风险更高。

42. 合并 CSD 孕妇孕期管理需“谨小慎微”

如果存在 CSD 并且再次怀孕的妇女，在孕期应该如何进行管理，目前并没有一个具体且一致的方案或计划。但是医生应该将所有可能的风险都明确告知孕妇，同时加强孕期母儿的监测，尽早发现子宫破裂的先兆，努力降低母儿的不良结局。

对于目前尚无统一的孕期管理标准，浙江大学洪燕语、贺晶等推荐如下：

（1）孕早期：孕 12 周之前，常规行阴道超声检查，尤其注意是否有子宫瘢痕妊娠和憩室妊娠的发生。妊娠早期最主要的任务就是明确胎盘着床位置与子宫瘢痕的关系，通过超声或 MRI 检查，结合相关的临床表现，如阴道出血、腹痛等，排除或诊断子宫切口妊娠或憩室妊娠。根据具体的检查结果及孕妇个人的意愿决定是否终止妊娠，具体详见相关章节。

（2）孕中期：这个阶段 CSD 孕妇相对比较安全，检查时间间隔为 3 ～ 4 周，主要检查子宫瘢痕的情况。但是建议根据憩室的具体情况来决定检查的时间间隔，如果孕前憩室比较大或孕期瘢痕肌层比较薄，产检时间间隔就应缩短，反之产检时间间隔可以延长。在检查过程中如果发现瘢痕组织异常，应及时住院监护。妊娠中、晚期阶段应尤其注意胎盘附着的情况及是否存在子宫破裂，加拿大妇产科医生学会（the society of obstetricians and gynaecologists of Canada，SOGC）与英国皇家妇产科医生学会（the royal college of obstetricians and gynaecologists，RCOG）均建议在孕 20 周时行经阴道超声检查，必要时结合 MRI 以检查胎盘附着情况，加强孕期监测及评估，建议在有抢救条件的医院完善术前准备，择期剖宫产终止妊娠。

(3) 孕晚期：自孕 32 周起，可每周超声检查子宫下段情况，如子宫下段肌层的连续性、残余肌层的厚度等。有研究者提出，孕晚期子宫下段肌层厚度＜ 1.2 mm，可预测剖宫产分娩时术中见子宫下段菲薄及子宫肌层分离。根据子宫瘢痕愈合情况的 B 超诊断标准，将孕 37 ～ 38 周瘢痕情况分为 3 类：Ⅰ类瘢痕：子宫前壁下段厚度＜ 3 mm，子宫下段肌层回声呈均匀连续状；Ⅱ类瘢痕：子宫前壁下段厚度＜ 3 mm，肌层回声连续性缺失，加压时羊膜囊无隆起；Ⅲ类瘢痕：子宫下段前壁厚度＜ 3 mm，局部检测肌层缺损，可见子宫前壁下段局部羊膜囊隆起。Ⅰ类瘢痕为子宫瘢痕愈合良好，Ⅱ类瘢痕和Ⅲ类瘢痕为子宫瘢痕愈合有缺陷。有研究认为，子宫破裂风险与孕期子宫下段肌层厚度变化及孕晚期瘢痕分类成正比。也有学者认为由于子宫下段的测量受到多方面的影响，其对预测子宫破裂风险无明显帮助。然而，可以肯定的是，子宫下段肌层厚度与子宫下段异常显著相关。目前认为，即使没有异常的临床表现，妊娠合并 CSD 的孕妇如影像检查发现子宫肌层不明显或者不连续时，应高度怀疑子宫破裂，应紧急住院，必要时急诊剖宫产终止妊娠。

43. 合并 CSD 孕妇终止妊娠时机应“区别对待”

国际上推荐低危的瘢痕子宫终止妊娠时间应该在38足周后。CSD 妇女妊娠期间，有更薄的子宫下段肌层及更高的子宫破裂风险，但对于何时终止妊娠合适并没有直接的数据支持。目前认为：①妊娠合并 CSD，选择在孕 37 ～ 38 周时择期终止妊娠；②由于子宫破裂大部分发生于临产后，尤其是活跃期及第二产程，CSD 孕妇临产前计划终止妊娠，或宫缩发动后及时终止妊娠，分娩结局良好；③剖宫产者孕前超声提示 CSD、定期超声检查监测子宫下段肌层厚度＜ 1.2 mm、术中发现大部分孕妇下段出现异常者，建议孕 37 周终止妊娠；④孕中期影像学提示极菲薄的子宫下段或肌层几乎不可见者，孕妇为先兆子宫破裂，多可预见子宫下段肌层分离情况，在无明显宫缩的情况下，应充分告知继续妊娠可能的灾难性结局，需住院观察，并在有急诊剖宫产能力的医院密切监测下，适当期待治疗延长孕周，以提高胎儿存活率，并实施个体化管理，适时剖宫产终止妊娠。

笔者在临床工作中处理如下：①孕前是大憩室合并妊娠或孕晚期子宫下段肌层厚度＜ 1.2 mm，一般孕 36 周收入院，孕 37 周剖宫产终止妊娠；②孕前行憩室修补术而孕期未发现憩室者，同普通瘢痕子宫妊娠者，子宫破裂等风险较小，一般孕 38 ～ 39 周终止妊娠；③孕前行宫腔镜下憩室成形术者，孕 37 ～ 38 周终止妊娠，如合并胎盘植入，建议孕 36 ～ 37 周择期终止妊娠，术前备血，有条件的医院建议预置腹主动脉球囊。孕期具有高危早产因素的产妇，建议 32 周左右地塞米松促胎肺成熟。

CSD 孕妇也更容易发生医源性早产。CSD 患者孕期出现凶险性前置胎盘时则胎盘植入甚至穿透性胎盘植入风险极高，发生产前出血或先兆子宫破裂风险亦十分高，这些均可导致治疗性早产的发生。

44. 合并 CSD 孕妇建议首选剖宫产终止妊娠

当前 CSD 孕妇一般有两种分娩方式，即阴道试产和择期再次剖宫产。前者具有的优点已经得到广泛的承认，但子宫破裂、新生儿窒息，甚至新生儿死亡等不良结局也不容忽视。如何评估 CSD 孕妇是否适合阴道分娩，这需要很高的专业水平和临床积累，需考虑孕周的大小、子宫憩室的大小、有无宫缩、医院的综合救治能力及产科医生对瘢痕子宫尤其是 CSD 孕妇阴道分娩的经验、孕妇及家属的意愿等因素。鉴于当前瘢痕子宫孕妇阴道试产工作还处于一个起步阶段，并没有足够的实践经验让我们借鉴学习，而且不同医院的医疗水平还存在较大的差距，而 CSD 孕妇，与普通的瘢痕子宫者相比，出现子宫破裂的可能性更高，因此一般建议 CSD 孕妇择期剖宫产术终止妊娠。如孕妇坚决要求阴道试产，应结合孕妇的自身情况、孕晚期子宫下段肌层的厚度，以充分告知相关风险，更要结合分娩医院是否具有急诊剖宫产能力，如 5 分钟紧急剖宫产的能力、充足的血液储备、熟练的抢救流程及新生儿抢救能力等情况进行综合考虑。

综上所述，CSD 孕妇具有更薄弱的子宫下段肌层厚度及更高的子宫破裂风险，超声测量子宫下段肌层厚度对预测子宫破裂有一定的指导意义，但超声测量受主观及客观因素影响较大，尚无安全阈值推荐。在怀孕之前进行了充分的评估，在孕期内进行了严密的监测，及时适当的妊娠期处理，那么足月后择期剖宫产 CSD 孕妇与普通瘢痕子宫孕妇分娩结局无明显差异。至于经阴道试产分娩方式的选择，应在医院的综合诊治水平及孕妇客观条件的基础上，结合孕妇个人意愿，进行个体化管理。此外，关于 CSD 手术治疗对再生育的意义，还需要更多的循证医学证据来支持。

参考文献

1. BIJ DE VAATE A J，VAN DER VOET L F，NAJI O，et al. Prevalence，potential risk factors for development and symptoms related to the presence of uterine niches following cesarean section：systematic review[J]. Ultrasound Obstet Gynecol，2014，43（4）：372-382.

2. TIMOR-TRITSCH IE，MONTEAGUDO A，CALÌ G，et al. Cesarean scar pregnancy：diagnosis and pathogenesis[J]. Obstet Gynecol Clin North Am，2019，46（4）：797-811.

3. TANTBIROJN P，CRUM C P，PARAST M M. Pathophysiology of placent

acreta：the role of decidua and extravillous trophoblast[J]. Placenta，2008，29（7）：639-645.

4. GAO L，HUANG Z，ZHANG X，et al. Reproductive outcomes following cesarean scar pregnancy-a case series and review of the literature[J]. Eur J Obstet Gynecol Reprod Biol，2016，200：102-107.

5. ALLORNUVOR G F，XUE M，ZHU X，et al. The definition，aetiology，presentation，diagnosis and management of previous caesarean scar defects[J]. J Obstet Gynaecol，2013，33（8）：759-763.

6. CHANDRASEKARAN N，YUDIN M H，BERGER H. Uterine diverticulum with fetal leg entrapment：a case report[J]. J Obstet Gynaecol Can，2017，39（10）：894-896.

7. LI C，GUO Y，LIU Y，et al. Hysteroscopic and laparoscopic management of uterine defects on previous cesarean delivery scars[J]. Journal of Perinatal Medicine，2014，42（3）：363-370.

8. 魏燕，高金芳，钱桂兰，等 . 剖宫产术后子宫切口憩室的相关问题 [J]. 中华围产医学杂志，2015，18（11）：867-869.

9. GUBBINI G，CASADIO P，MARRA E. Resectoscopic correction of the "isthmocele" in women with postmenstrual abnormal uterine bleeding and secondary infertility[J]. J Minim Invasive Gynecol，2008，15（2）：172-175.

10. GUBBINI G，CENTINI G，NASCETTI D，et al. Surgical hysteroscopic treatment of cesarean-induced isthmocele in restoring fertility：prospective study[J]. J Minim Invasive Gynecol，2011，18（2）：234-237.

11. ZHOU X，YANG X，CHEN H，et al. Obstetrical outcomes after vaginal repair of caesarean scar diverticula in reproductiveagedwomen[J]. BMC Pregnancy and

Childbirth，2018，18（1）：407.

12. OLIVIER D，JACQUES D，RENAN O，et al. Gynecological and obstetrical outcomes after laparoscopic repair of a cesarean scar defect in a series of 38 women[J]. Fertil Steril，2017，107（1）：289-296.

13. NAJI O，WYNANTS L，SMITH A，et al. Predicting successful vaginal birth after cesarean section using a model based on cesarean scar features examined using transvaginal sonography[J]. Ultrasound Obstet Gynecol，2013，41（6）：672-678.

14. POMORSKI M，FUCHS T，ZIMMER M. Prediction of uterine dehiscence using ultrasonographic parameters of cesarean section scar in the nonpregnant uterus：a prospective observational study[J]. BMC Pregnancy Childbirth，2014，29（14）：365.

15. VIKHAREVA OSSER O，VALENTIN L. Clinical importance of appearance of cesarean hysterotomy scar at transvaginal ultrasonography in nonpregnant women[J]. Obstet Gynecol，2011，117（3）：525-532.

16. 洪燕语，贺晶 . 剖宫产术后子宫瘢痕憩室孕妇妊娠结局的分析 [J]. 中华妇产科杂志，2017，52（10）：697-700.

17. 刘蕗 . B 超检测妊娠晚期子宫下段厚度准确性的探讨 [J]. 内蒙古中医药，2013，32（3）：115-116.

18. 李瑞英，李长东，王山米，等 . 前次剖宫产后再次妊娠孕期子宫瘢痕变化及妊娠结局分析 [J]. 中国妇幼保健，2019，34（7）：1502-1506.

19. BASIC E，BASIC-CETKOVIC V，KOZARIC H，et al. Ultrasound evaluation of uterine scar after cesarean section[J]. Acta Infom Med，2012，20（3）：149-153.

20. 刘铭，段涛 . 剖宫产术后阴道分娩管理 [J]. 中华围产医学杂志，2014，17(3)：160-163.

（黄　鼎）

剖宫产瘢痕妊娠继续妊娠风险极大

45. CSP 定义的限时性

2016 年《中华妇产科杂志》发表的关于《剖宫产术后子宫瘢痕妊娠诊治专家共识》指出，剖宫产瘢痕妊娠从本质上来说属于异位妊娠，而且拥有限时性的特征，仅局限于早孕期（≤ 12 周）、中孕期（12 周以后）。CSP 则是指“宫内中孕，剖宫产瘢痕妊娠，胎盘植入”，如并发有胎盘前置，则诊断为“宫内中孕、剖宫产瘢痕妊娠、胎盘植入、胎盘前置状态”。到了中、晚孕期则为胎盘植入及前置胎盘，即形成所谓的凶险性前置胎盘。对于有生育要求的妇女，建议在 CSP 治愈半年后计划再次怀孕，并且告知仍有可能发生 CSP、胎盘植入、晚孕期子宫破裂等不良结局。

46. CSP 更容易发生胎盘植入

造成胎盘植入的原因是蜕膜基底层发育不良，胎盘绒毛种植到了子宫肌层。由于剖宫产瘢痕部位妊娠孕卵着床处底蜕膜发育不良或缺如，滋养细胞可直接侵入子宫肌层并不断生长、侵蚀局部血管，可能在妊娠早期即引起子宫出血、穿孔或破裂（图 33A）。CSP 孕卵着床后通常具有 2 种发展趋势，其一就是瘢痕妊娠（图 33B），其是指妊娠囊种植在剖宫产切口瘢痕部位向子宫肌层浆膜层甚至膀胱方向生长，这种情况在怀孕初期就可能导致子宫破裂及大出血的发生；另一种就是孕卵种植在瘢痕上（图 33 C），从子宫峡部向宫腔内生长，这种妊娠可以发展为活产，但是也会大大增加胎盘植入的风险，通常为 3 ～ 5 倍。随着妊娠的发展，子宫下段会进一步拉长，有些孕妇的胎盘会向宫底方向移动。而在有剖宫产史的孕妇中，因为子宫下段已经形成了瘢痕，瘢痕处肌层的生长能力和延伸能力减弱，此时胎盘也就不能相应上移。由于子宫下段原发性底蜕膜发育不全或创伤性内膜缺陷使血供不足，胎盘为了获得充足的营养，面积不断增大，同时胎盘组织会向子宫肌层延伸，从而发生前置胎盘合并胎盘植入。

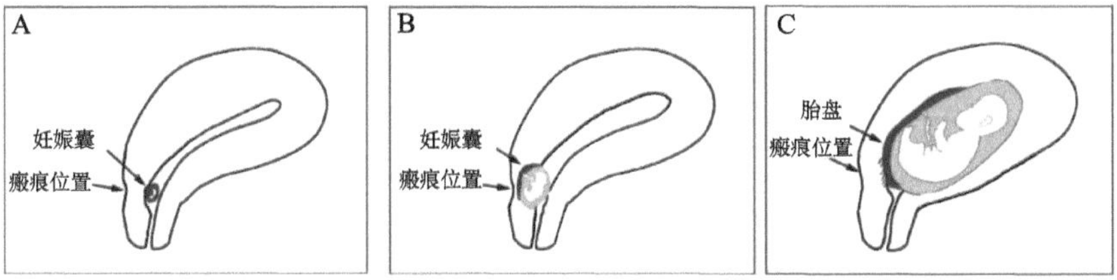

图 33 剖宫产瘢痕妊娠发展趋势

47. CSP 和胎盘植入是同一疾病的不同时期

目前，我们发现被确诊为 CSP 和胎盘植入的比率在不断上升。有研究证实 CSP 和胎盘植入有相同的机制，是一种疾病所处的不同阶段。究其原因发现其可能与滋养层细胞的异常侵犯和子宫蜕膜的损伤有关。孕囊种植于剖宫产瘢痕处，底蜕膜的缺损缺失，瘢痕处低氧化环境可以刺激细胞滋养层侵犯瘢痕区域，甚至侵入子宫肌层，随着孕周增大，胎盘绒毛原本仅局限于侵蚀螺旋小动脉，进而延及到较大的弓状动脉，妊娠囊周边出现异常丰富血流，于是形成了胎盘植入。早在 2014 年 Timor-Tritsch IE 等报道了 10 例早孕期诊断为 CSP 而继续期待妊娠的病例，在中、晚孕期通过病理检查，均证实为胎盘穿透。但该研究只是纳入了比较严重的病例，对于一般情况良好的病例并没有考虑在内。同时他们还发现，对于 CSP 和早期胎盘植入这两者在组织病理学上并不能完全区分开来。

也有一些观点认为，剖宫产瘢痕妊娠和胎盘植入是完全不同的两种病理妊娠。胎盘植入的特征是底蜕膜的缺失和滋养细胞不同程度植入子宫肌层，且局限在子宫腔内；而瘢痕妊娠的特征是妊娠囊完全被子宫肌层和瘢痕的纤维组织所包围。然而，这些专家也提出，随着时间的推移，瘢痕处的孕囊可向宫腔延伸，而宫腔内的胎盘也可以向子宫下段延伸或侵入子宫肌层。这两种疾病可以相互发展转化。故而，根据妊娠局限于宫腔与否来区分这两种疾病并不合理。

从 CSP 发展为胎盘植入是一个连续的过程。一般来说，CSP 发生在妊娠初期，胎盘植入出现在妊娠中、晚期。然而，目前为止，应该如何具体划分这两种疾病并没有一个明确的定论，一些专家学者的文章中也未见统一的标准。

48. CSD 会加重胎盘种植异常的严重程度

造成胎盘植入（胎盘种植异常）这种情况的主要原因在于子宫切口瘢痕部位血供较少，蜕膜发育不良，绒毛容易侵入肌层。CSD 存在时，憩室内膜薄，子宫蜕膜组织更容易发育不良，胎盘绒毛易发生植入，由于子宫憩室残余肌层比较薄，这样就容易导致穿透性胎盘植入，甚至子宫破裂。文献报道，剖宫产术增加了胎盘异常附着的发生率，并且 CSD 可加重胎盘附着异常的严重程度。

CSD 孕妇合并凶险性前置胎盘，更容易胎盘植入，不良妊娠结局发生率明显增高。据报道，在孕早、中期由于胎盘植入从而导致子宫破裂的发生率为 32%，还可并发大出血及失血性休克。如果行再次剖宫产术，子宫切除率高达 78.7%，严重威胁母儿生命。

49. CSP 继续妊娠风险极大

在临床实践中，我们会发现 CSP 多数于孕早期即人工干预终止妊娠，少数会进展到孕中期或晚期。现阶段并没有足够的文献对 CSP 的持续状态进行研究，国外也仅有个案报道。CSP 继续妊娠者，原来就已经极为薄弱的子宫下段瘢痕肌层，由于滋养细胞的侵入，显得更加薄弱。早期胎盘植入通常会导致自发性子宫破裂和因胎盘植入剖宫产切口而导致大出血。如患者因自身原因坚决要求继续妊娠，应详细告知患者及家属继续妊娠可能出现的并发症，如前置胎盘、胎盘植入、子宫破裂等所致的产时或产后难以控制的大出血甚至子宫切除、危及生命等险恶结局，并签署知情同意书。

参考文献

1. 中华医学会妇产科学分会 . 剖宫产术后子宫瘢痕妊娠诊治专家共识 [J]. 中华妇产科杂志，2016，51（8）：568-572.

2. TIMOR-TRITSCH I E，MONTEAGUDO A，CALI G，et al. Cesarean scar pregnancy and early placenta accreta share common histology[J]. Ultrasound Obstet Gynecol，2014，43（4）：383-395.

3. TIMOR-TRITSCH I E，MONTEAGUDO A，CALI G，et al. Cesarean scar pregnancy is a precursor of morbidly adherent placenta[J]. Ultrasound in Obstet Gynecol，2014，44（3）：346-353.

4. CALÌ G，GIAMBANCO L，PUCCIO G，et al. Morbidly adherent placenta：evaluation of ultrasound diagnostic criteria and differentiation of placenta accreta from percreta[J]. Ultrasound in Obstet Gynecol，2013，41（4）：406-412.

5. BEN NAGI J，OFILI-YEBOVI D，SAWYER E，et al. Successful treatment of a recurrent cesarean scar ectopic pregnancy by surgical repair of the uterine defect[J].

Ultrasound in Obstet Gynecol，2006，28（6）：855-856.

6. EL-MATARY A，AKINLADE R，JOLAOSO A. Caesarean scar pregnancy with expectant management to full term[J]. Journal of Obstetrics and Gynaecology，2007，27（6）：624-625.

7. SINHA P，MISHRA M. Caesarean scar pregnancy：a precursor of placenta percreta/accreta[J]. J Obstet Gynaecol，2012，32（7）：621-623.

（黄 鼎）

剖宫产瘢痕妊娠终止妊娠方法

近年来，全球剖宫产率逐渐增加，随着我国二孩政策的开放，大量前次剖宫产的妇女再次妊娠，相应的并发症也逐渐增加。CSP 是一种特殊类型的异位妊娠和剖宫产晚期并发症，1978 年全球首次报道。据文献报道，CSP 占有剖宫产史妇女的 1.15%，约占剖宫产史妇女异位妊娠的 6%。若不及时治疗，CSP 可能会导致严重的大出血、子宫破裂，甚至子宫切除，严重威胁妇女的生殖健康及生命安全。有少数 CSP 继续妊娠至孕晚期，但发展为凶险性前置胎盘、胎盘植入等风险极高，从而引起子宫破裂、产时产后难治性大出血等严重的产科并发症，严重威胁母儿安全，甚至危及生命。

目前，CSP 的病因尚不明确，可能的原因包括剖宫产术后切口愈合不良、剖宫产术后反复的宫腔操作等。子宫伤口愈合的组织病理学评估发现，瘢痕处的肌层厚度不同，且存在肌纤维紊乱和弹性变形，这种不良愈合会促进 CSP 的发展。反复人流或宫腔操作史，损伤子宫内膜基底层，同时可能存在炎症等因素，瘢痕处内膜无法正常修复，孕囊到达瘢痕处时直接侵入子宫肌层，形成种植，促进 CSP 的发生。

CSP 早期可无特异性表现，或仅有类似于先兆流产的临床表现。有研究统计，其最常见的临床表现为无痛性阴道出血（40%），其次是阴道出血伴疼痛（23%），或单纯疼痛（10%），有 20% 女性无任何症状。因此，CSP 易被误诊为先兆或不完全流产、宫颈妊娠、恶性滋养细胞肿瘤等，如不及时或以不正确的方式（如刮宫术）进行治疗，可能会导致难以控制的大出血甚至子宫切除。

CSP 的诊断首选超声检查，典型图像为：①宫腔内、子宫颈管内空虚，未见妊娠囊，子宫内膜清晰可见；②妊娠囊着床于子宫前壁下段剖宫产切口部位肌层，部分妊娠囊内可见胚芽或胎心搏动；③子宫前壁肌层连续性中断，妊娠囊与膀胱之间的子宫肌层明显变薄，甚至消失；④彩色多普勒血流显像（color doppler flow imaging，CDFI）显示妊娠囊周边高速低阻力血流信号（图 34A）。2016 年，Timor-TritschiE 等研究发现，以妊娠 5 ～ 10 周妊娠囊中心的位置作为 CSP 的标志、以子宫底部及宫颈连线的中轴线为指示区别 CSP 及宫内妊娠，诊断敏感性达 93.0%，特异性达 98.9%，这为我们提供了一种新的超声诊断方法。当超声检查无法明确妊娠囊与子宫及其周围器官的关系时，可进行 MRI 检查。MRI 检查矢状面及横断面的 T_1、T_2 加权连续扫描均能清晰地显示子宫下段与孕囊的关系，同时分辨孕囊、剖宫产瘢痕和子宫内膜腔的关系（图 34B）。有研究发现，在形态学方面与超声相比，MRI 可单独识别剖宫产瘢痕、蜕膜和肌层，具有更高的准确性。但因 MRI 费用较昂贵，且检查时间相对较长，所以不作为首选的检查方法。血清 β 人绒毛膜促性腺激素（β -human chorionic gonadotropin，β -HCG）对于 CSP 的诊断无特异性，但对于治疗后的疗效评估尤为重要。

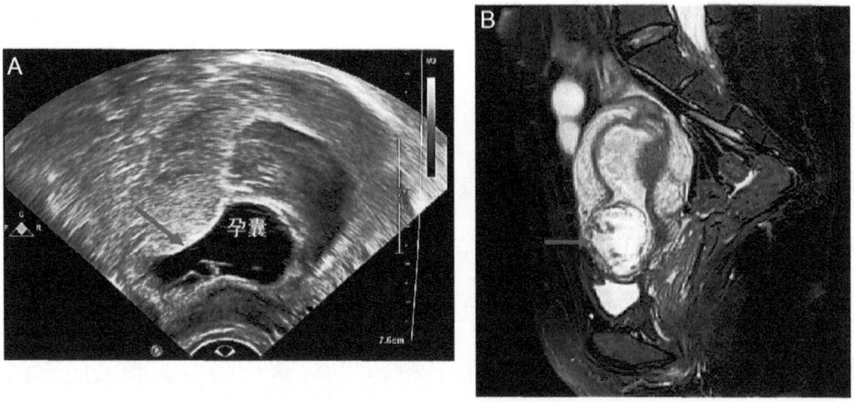

注：A：剖宫产瘢痕妊娠超声图像；B：剖宫产瘢痕妊娠核磁图像。

图 34　剖宫产瘢痕妊娠影像表现

早在 2000 年 Vall 等将 CSP 分为两种类型：Ⅰ型（内生型）：CSP 进展到子宫颈腔或子宫腔；Ⅱ型（外源型）：孕囊深陷子宫瘢痕缺损处并向膀胱和腹腔发展。后者被认为在妊娠早期就可能存在大出血和子宫破裂的风险。随着诊疗质量的提高，CSP 的分型更趋于临床实用。2016 年中国的专家共识根据妊娠囊着床部位、妊娠囊形状、妊娠囊与膀胱间子宫肌层厚度、瘢痕处血流信号（CDFI）4 个特征将 CSP 分为 3 型：① Ⅰ 型：妊娠囊部分着床在既往剖宫产子宫瘢痕处，其余部分位于宫腔内，少数情况下部分妊娠囊可达到子宫底；妊娠囊可见显著的拉长变形，下端可形成锐角；妊娠囊和膀胱之间的子宫肌层变薄，但厚度＞ 3 mm；CDFI 可见瘢痕处有低阻力滋养层血流信号。② Ⅱ 型：与 Ⅰ 型相似，但 Ⅱ 型 CSP 妊娠囊和膀胱间的子宫肌层厚度更薄（≤ 3 mm）。③ Ⅲ 型：妊娠囊全部着床于瘢痕处的子宫肌层，并向着膀胱方向突出生长，宫腔和子宫颈管内呈空虚状态；妊娠囊和膀胱间的子宫肌层显著变薄（≤ 3 mm），甚至缺失；CDFI 可见瘢痕处有低阻力滋养层血流信号。

CSP 的治疗原则是早期诊断、早期处理，预防子宫破裂、大出血等严重并发症的发生。目前仍提倡积极终止妊娠，同时尽最大努力保留患者的生育功能。治疗目的主要是杀死胚胎、排出孕囊、保留生育功能，若患者有强烈的继续妊娠意愿，则应当充分告知继续妊娠存在凶险性前置胎盘、胎盘植入、子宫破裂、产时产后大出血、子宫切除甚至危及生命等风险，并将患者纳入高危孕产妇范畴进行严密监护及管理。2018 年 17 项研究包含 69 例 CSP 患者期待治疗的长期研究结果显示，所有病例中发生子宫破裂的占 9.9%、子宫切除占 15.2%；其中，坚持到妊娠晚期的孕妇约 1/3 发生严重大出血、3/4 伴胎盘粘连或植入。因此，鉴于 CSP 继续妊娠潜在的巨大风险，故一旦明确诊断则建议尽早积极终止妊娠，尽最大努力保护患者生育功能，争取下一次成功妊娠是明智而首推的决策。目前，CSP 终止妊娠的方法主要有药物和手术两大措施。

50. 药物治疗常用于术前预处理及术后补充治疗，也可用于不宜手术或孕周较小者，一般不优先推荐

药物治疗在 CSP 中通常用于术前预处理及术后补充治疗，若不宜手术、生命体征平稳且孕周较小的患者可尝试药物治疗，一般不优先推荐，相关药物主要有甲氨蝶呤（methotrexate，MTX）、米非司酮、5- 氟尿嘧啶、天花粉等，其中前两者较为常用。MTX（剂量 50 ～ 150 mg）可以抑制滋养细胞的分裂增殖，破坏绒毛组织，杀死胚胎，使血 HCG 下降。用药后也可在超声监护下行刮宫术，必要时术后辅以其他药物，如小剂量米非司酮 25 mg 1 片 / 日，连用 14 ～ 30 日。有研究提出，当血清 β -HCG ＜ 12 000 IU/L、未见心血管搏动，且孕龄小于 8 周者可行全身 MTX 治疗。2016 年 Birch Petersen K 等分析了 339 例患者行全身 MTX 治疗，但发现 1/4 以上的患者需进一步其他方法治疗。因此，单纯药物不作为 CSP 的首选方案。

51. 应根据 CSP 不同类型选择不同手术方案

（1）清宫术联合 UAE 同时局部注射 MTX 常能取得较理想的效果：清宫术可以直接清除妊娠囊，但有子宫破裂、穿孔的风

险，临床上多数在超声监护下进行，以减少患者出血，术前也可预防性行子宫动脉栓塞术（uterine artery embolism，UAE），有生育要求的患者可尽最大努力保留生育功能。大多数CSP妊娠囊附着处的瘢痕组织薄弱，收缩差，盲目清宫非常容易造成子宫穿孔、大出血等严重并发症的发生。通常情况下，如果是Ⅰ型或部分Ⅱ型CSP，推荐在超声监视下谨慎刮宫，如操作顺利又无病灶残留则达到最理想的治疗效果。术后根据超声随访峡部包块及血流（图35A），也可根据术后MRI检查峡部包块情况（图35B），联合血HCG随访，辅以米非司酮等药物后续治疗。Ⅲ型或部分Ⅱ型CSP，可先行明胶海绵或聚乙烯醇UAE后再行清宫，可明显减少术中出血，减少绒毛膜促性腺激素释放，提高治疗成功率。但文献报道UAE可能会导致卵巢储备功能下降，再次妊娠有胎儿宫内生长受限、早产、胎盘早剥或胎盘植入等风险。2017年Liu等纳入86例CSP患者分成三组：A组（UAE、局部MTX联合清宫术）、B组（UAE联合局部MTX）、C组（清宫术）。观察血HCG下降情况及治疗成功率，结果显示A组86.62%明显下降，治疗成功率为97.5%，明显好于其他两组。因此，清宫术联合UAE同时局部MTX注射用于CSP的治疗常能取得较理想的效果。

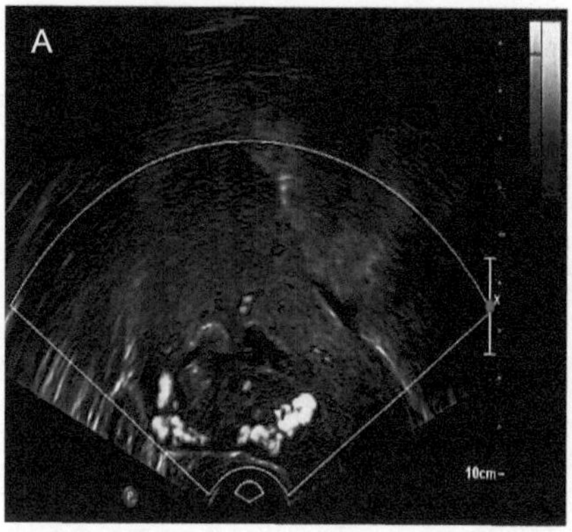

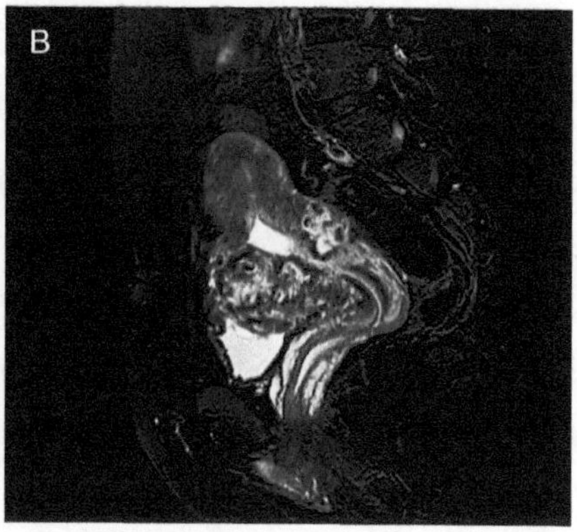

注：A：CSP 残留病灶 B 超血流信号图；B：CSP 残留病灶 MRI 图像。

图 35　CSP 残留病灶

（2）宫腔镜下妊娠物清除有助于 CSP 分型并精准清除妊娠物：国内外均有报道采用宫腔镜手术处理非凶险性的 CSP 病例，宫腔镜最大优势在于能直视瘢痕处孕囊的形态、位置及大小，对 CSP 的类型做出准确判断，同时宫腔镜下能更精准地清除孕囊，并且做到及时有效的电凝止血，从而降低因盲目刮宫而导致的大出血、子宫破裂等风险。其适合于 CSP 胚囊向宫腔方向生长的Ⅰ型 CSP，患者生命体征稳定、无明显阴道出血者，且施术者具备娴熟的宫腔镜手术技能，术中联合超声监视，可降低手术并发症的风险。然而，宫腔镜处理 CSP，也存在一定缺陷，首先，患者生命体征不稳定、阴道已有大出血或瘢痕组织过于薄弱则不适合宫腔镜手术；其次，该技术无法修复薄弱的子宫前壁肌层，因此对再次妊娠无潜在益处。

（3）腹腔镜或经腹妊娠物处理＋子宫瘢痕修复适用于Ⅲ型或病灶向腹腔内生长的 CSP：Ⅲ型 CSP 或病灶远离子宫腔向腹

腔内生长的 CSP，适合腹腔镜或经腹处理。其可以彻底清除妊娠灶，缝合切口，有利于修复缺损、组织重建、及时止血。为避免术中大出血，影响手术操作，可先行双侧子宫动脉结扎，加用垂体后叶素等药物。必要时联合宫腔镜最大可能地切除组织物、修复瘢痕缺损，保留患者的生育功能。

（4）经阴道妊娠物清除＋子宫瘢痕修复有助于恢复正常解剖结构，适用于Ⅲ型 CSP：经阴道妊娠物清除＋子宫瘢痕修复适用于Ⅲ型 CSP 或病灶远离子宫腔向腹腔内生长的 CSP，可通过经阴道途径，打开膀胱腹膜反折进入腹腔，清除妊娠物的同时，切除子宫瘢痕组织，修复薄弱的前壁肌层，恢复正常的解剖结构。但经阴道途径的手术，要求施术者具有娴熟的经阴道手术的技巧。

（5）子宫切除术适合于凶险性 CSP：经腹全子宫或次全子宫切除术适合于凶险性 CSP，在紧急情况下为挽救患者生命或患者无生育要求时的选择。

综上所述，随着 CSP 治疗方案日趋成熟，一线治疗方案往往会几种措施联合，虽已有指南为临床实践提供最优的指导，但对于不同的个体仍需个体化分析和治疗。2016 年 Birch Petersen 等分析报道了 2037 例 CSP 患者的终止妊娠结局，其中推荐的方案有：经阴道妊娠病灶切除术、腹腔镜下妊娠病灶切除术、UAE+ 宫腔镜＋刮宫术、UAE+ 刮宫术、宫腔镜，成功率分别为 99.2%、97.1%、95.4%、93.6%、83.2%，子宫切除率分别为 0.85%、0、

1.16%、2.03%、1.05%。2017 年 Maheux-Lacroix 等纳入 63 篇报道共 3127 例 CSP，对治疗方案进行系统综述，并将有记录的出血量（＞ 500 mL）定义为大出血。结果显示，期待治疗者 57% 最终可获得活婴，但有 63% 因胎盘异常种植或中期妊娠子宫破裂而行子宫切除术；局部全身注射 MTX 或局部注射 MTX 或氯化钾的治疗成功率仅为 62%；直接刮宫术大出血概率为 28%，若联合 UAE，则出血风险降至 4%；宫腔镜下病灶切除术失败率为 12%，且需根据血 HCG 决定是否需要后续再次干预；而经腹腔镜或经阴道或经腹病灶切除修补术成功率≥ 96%、大出血的风险≤ 4%。因此，对于 CSP 患者，首先要评估大出血和子宫切除风险来决策治疗方案，药物治疗往往效果较差，诊刮联合 UAE 是较好的抉择，病灶切除修补对再次妊娠有潜在益处。总之，积极处理 CSP，降低大出血等致命风险，保护生育功能。

值得注意的是，无论选择哪种治疗方法，均存在潜在大出血的可能，需与患者及家属详细告知病情并取得患者及家属的理解和积极配合。选择手术治疗时，应充分做好抢救准备，包括开放静脉、备血、止血及缩宫素药物的准备等。

对于一些 CSP 引起的难治性大出血，在积极抗休克的同时，采取以下措施：①阴道大出血需急诊清宫时，在 B 超监护下，快速取出妊娠物；对出血凶猛者，立即用纱布填塞、宫缩剂应用的同时准备其他有效急救措施，如髂内动脉结扎、子宫动脉下行支结扎、宫颈环形结扎等。②动脉栓塞止血：随着介入放射治疗技术的发展，陆续报道血管造影栓塞应用于 CSP，如行髂内动脉栓塞或子宫动脉栓塞术后再进行清宫术，可有效预防或控制大出血，为药物治疗争取机会，提高药物治疗成功率。③气囊压迫止血：超声定位指导下，选用 16 ～ 18 号气囊导尿管（Foley 氏导尿管），送入宫颈管达内口以上，或达峡部着床部位，使导尿管的气囊能够完全遮盖出血区域，于气囊内注入生理盐水 20 ～ 30 mL，以不能牵动气囊为宜，24 ～ 48 小时后取出气囊导尿管，这样既可起到压迫止血作用，又可精确估计宫腔内出血量。

有研究报道，重复 CSP 的发生率为 5% ～ 25%，因此患者术后随访至关重要，确保血 HCG 降至正常、超声提示宫内病灶清除干净、月经恢复正常。迄今对于 CSP 终止妊娠后再次妊娠结局的研究报道有限，仅限于个案报道。对于有再生育需求的患者，通常建议至少治愈后半年至 1 年再尝试妊娠，并告知有重复 CSP 的风险。目前，对于再次妊娠前是否需要手术修补子宫前壁薄弱处，修补是否能降低重复 CSP、凶险性前置胎盘、胎盘植入、子宫破裂等风险尚无循证医学证据。若 CSP 后再次妊娠，则需对孕产妇进行高危妊娠监督及管理，警惕胎盘粘连 / 植入、胎盘早剥及子宫破裂的风险。对于无妊娠意愿者，需落实长期高效的避孕措施，如宫内节育器、皮埋等，或根据患者意愿行绝育术。

参考文献

1. TIMOR-TRITSCH I E，MONTEAGUDO A，CALI G，et al. Cesarean scar pregnancy：diagnosis and pathogenesis[J]. Obstet Gynecol Clin North Am，2019，46（4）：797-811.

2. HARB H M，KNIGHT M，BOTTOMLEY C，et al. Caesarean scar pregnancy in the UK：a national cohort study[J]. BJOG，2018，125（13）：1663-1670.

3. VIAL Y，PETIGNAT P，HOHLFELD P. Pregnancy in a cesarean scar[J]. Ultrasound Obstet Gynecol，2000，16（6）：592-593.

4. TIMOR-TRITSCH I E，MONTEAGUDO A，CALI G，et al. Easy sonographic differential diagnosis between intrauterine pregnancy and cesarean delivery scar pregnancy in the early first trimester[J]. Am J Obstet Gynecol，2016，215：225. e1-225. e7.

5. PENG K W，LEI Z，XIAO T H，et al. First trimester caesarean scar ectopic pregnancy evaluation using MRI[J]. Clin Radiol，2014，69：123-129.

6. CALI G，TIMOR-TRITSCH I E，PALACIOS-JARAQUEMADA J，et al. Outcome of cesarean scar pregnancy managed expectantly：systematic review and meta-analysis[J]. Ultrasound Obstet Gynecol，2018，51（2）：169-175.

7. BIRCH PETERSEN K，HOFFMANN E，RIFBJERG LARSEN C，et al. Cesarean scar pregnancy：a systematic review of treatment studies[J]. Fertil Steril，2016，105（4）：958-967.

8. LIU G，WU J，CAO J，et al. Comparison of three treatment strategies for cesarean scar pregnancy[J]. Arch Gynecol Obstet，2017，296：383-389.

9. MAHEUX-LACROIX S，LI F，BUJOLD E，et al. Cesarean scar pregnancies：a systematic review of treatment options[J]. J Minim Invasive Gynecol，2017，24（6）：915-925.

（何晓英）

病例分享

病例 1　子宫切口愈合不良产时子宫破裂

【病例介绍】

（1）出院诊断：G5P3，产程中子宫破裂，产后即时出血，瘢痕子宫阴道分娩，腹腔镜下子宫修补术后，瘢痕子宫剖宫产后阴道分娩（vaginal birth after cesarean section，VBAC）史，足月顺产一活婴。

（2）一般情况：年龄 31 岁，已婚，末次月经：2019 年 1 月 5 日。生育史：2-0-2-2，2013 年剖宫产一女婴，3050 g，体健，2017 年剖宫产后成功阴道分娩一女婴，体重 3025 g。2 次早孕人工流产史。

（3）病史：患者平素月经规则，5/30 天，末次月经：2019 年 1 月 5 日。预产期：2019 年 10 月 12 日。孕前超声未提示有子宫憩室样改变。此次妊娠为自然受孕，孕 34 周于我院建卡，规则产检，孕晚期子宫下段肌层厚度为 2.1 mm。孕期顺利，无特殊不适。2019 年 10 月 5 日因“孕 39 周，少量见红半天”入院。

（4）诊疗经过：患者本人及家属坚决要求阴道试产，故分娩前详细评估、临产后严密监测下阴道试产，于 2019 年 10 月 5 日 23：46 顺产一女婴，体重 3290 g。产程进展顺利，采用镇痛分娩麻醉，第一产程和第二产程历时分别为 404 分钟和 9 分钟，胎盘自然娩出并例行宫腔探查，未触及明显子宫下段异常征象，产后出血 140 mL，产后监测 12 小时子宫复旧佳、恶露中等、体温正常。产后 13 小时患者主诉全腹疼痛，放射至腰背部及双肩部，无呕吐，生命体征平稳。体征检查恢复期子宫大小轮廓清晰，宫体压痛明显，全腹压痛（±），反跳痛（±），移动性浊音（±）。急查血象血红蛋白（120 g/L），较术前降低 3 g/L。B 超提示宫体大小为 125 mm × 95 mm × 90 mm，前壁下部见弱低回声，范围为 31 mm × 44 mm × 36 mm，局部浆膜层连续性不佳，宫腔混合回声最大前后径为 5.6 mm，盆腔内游离无回声 10 mm、左侧髂窝 16 mm，右侧髂窝 15 mm、肝肾隐窝 37 mm、左上腹 53 mm。结合病史、症状、体征及辅助检查考虑腹腔内出血，子宫破裂可能性大，即刻行腹腔镜检查以明确诊断（图 36），备子宫修补术/子宫切除术/开腹手术。术中见盆、腹腔积血及血块共 800 mL，原子宫下段左侧缘至切口中间全层破裂，长约 5 cm，破裂口组织新鲜，切缘规则整齐，膀胱完整。清理切口全层间断缝合子宫肌层，连续缝合加固浆肌层。手术顺利，手术持续 1 小时 15 分钟，共计出血 1100 mL，术后输注红细胞 2 U。术后体温平稳，伤口愈合佳，痊愈出院。产后母乳喂养，恶露少，25 天干净。产后 42 天检查，行三维盆腔 MRI 检查提示（图 37），子宫前壁肌层不均匀伴高回声增强。考虑子宫憩室，测量长、宽及深度分别为 12.4 mm、5.8 mm、3 mm。

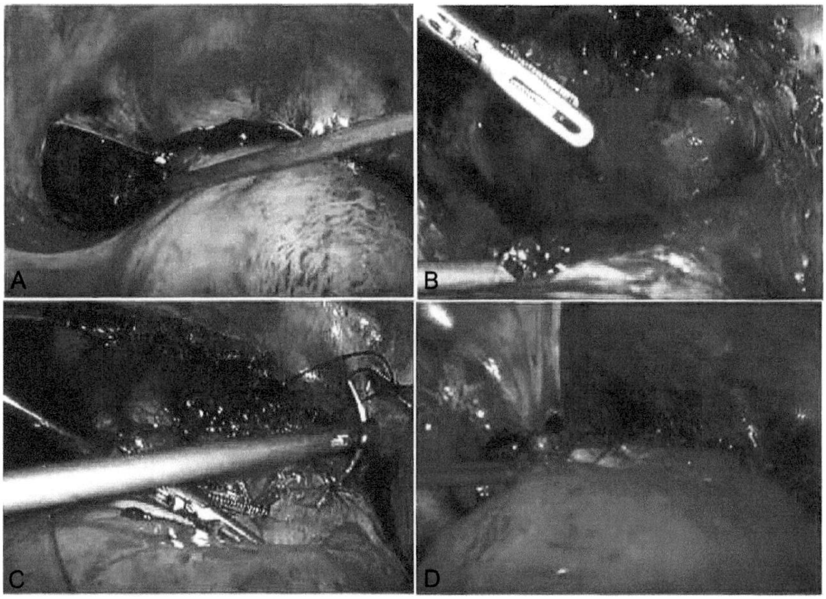

注：A：腹腔镜探查所见；B：腹腔镜下见子宫破裂口；C：腹腔镜下缝合破裂口；D：腹腔镜下缝合膀胱、腹膜。

图 36 腹腔镜术中图像

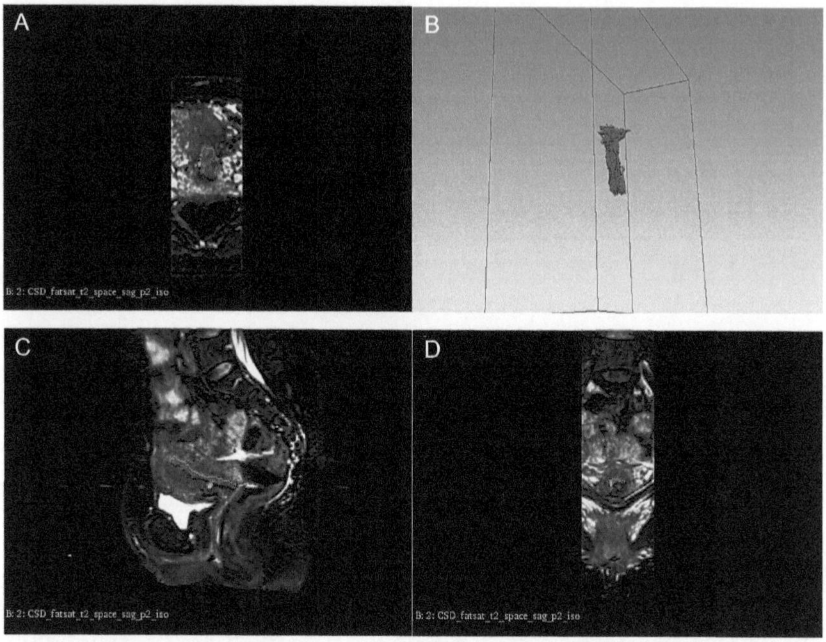

注：红色标识：宫腔；绿色标识：憩室；A：横截面；B：重建 3D 模型；C：矢装面；D：冠状面。

图 37 子宫修补术后 42 天子宫下段三维核磁重建模型

【病例分析】

子宫破裂是妊娠期严重的并发症，直接威胁到孕产妇和胎儿的生命安全。引起子宫破裂的常见病因有子宫手术史、难产、不恰当使用缩宫素、外伤、产科手术损伤、多次宫腔操作等。其中引起子宫瘢痕破裂的主要原因包括剖宫产术、子宫肌瘤剔除术、宫角切除术。SIngh 等前瞻性研究显示有剖宫产史妇女子宫破裂的发病率为 1.69%，是无剖宫产史妇女发病率的 11 倍。根据目前中国计划生育国情及二孩政策的大力推进，2012—2016 年，中国剖宫产术后阴道分娩率上升了 14%。

目前国内外有大量关于子宫破裂的报道，包括引起子宫破裂危险因素、评估方法及母婴结局等。但是值得深思的是，随着目前国内有多胎政策的放开趋势，对于有瘢痕子宫合并多产次（≥ 3 次）产妇的 VBAC 评估报道较少，这也是临床上处理较为棘手的问题。虽然有多篇报道曾指出既往阴道分娩史可减少子宫破裂风险，且试产成功率高。但 Iqbal 等研究发现产次≥ 3 次者相较于初产或二次分娩者完全性子宫破裂的风险增加 2.8 倍。Ronel D 研究也指出产次是子宫破裂的独立危险因素（*OR*=1.2，95% *CI*：1.1 ～ 1.3）。因此，有瘢痕子宫史的第三胎是否适合 VBAC 需临床详细评估并充分告知破裂风险增加，分娩期及产后仍需加强严密监护。

子宫破裂的诊断主要通过患者的临床表现、胎心异常或者影像学检查。Rottenstreich M 等研究发现在所有子宫破裂病例中有 1/5 在成功阴道分娩后 24 小时内才发现，其独立危险因素有瘢痕子宫史、硬膜外麻醉镇痛、多产等，并且这种延迟诊断的子宫破裂导致输血、子宫切除及产褥期发热率明显增高。临床上常在胎儿娩出后进行宫腔徒手探查，排查子宫下段瘢痕处是否有裂伤，并观察尿量及阴道出血情况。但是法国国家妇产科医生协会指南提出，由于产后探查确诊子宫破裂的准确性很低，所以单纯性子宫瘢痕并不是必须常规行产后宫腔探查的指征，只有有症状的破裂才需要手术修复，相反，即使通过产道检查疑似子宫破裂如无症状也无须手术治疗。Silberstein 研究报道表示产后触诊发现子宫瘢痕缺陷或者瘢痕的检测率只有 0.23%，且容易在探查的过程中扩大创伤。在经历了缩复作用及胎儿娩出，子宫下段肌层非常非薄，甚至有报道产后子宫按摩造成子宫瘢痕破裂的案例。以上均提示产后例行宫腔探查并不利于产妇，甚至可能增加破裂风险。此次病例在分娩后就例行宫腔探查，未触及明显破裂征象，而患者的典型腹痛症状却在产后 13 小时后出现，所以不能除外有宫腔探查的漏诊或产后不恰当按摩子宫所造成破裂的可能性。

子宫破裂分为完全性子宫破裂和不完全子宫破裂。对于子宫破裂的处理主要取决于破裂的部位、破裂口的状况及子宫旁组织受累的程度、后续妊娠的需求，结合患者及家属的意愿进行决策，处理分为子宫修补术或子宫切除术（包括次全切或全切）。临床上一旦确认子宫破裂最常用的方法是剖腹探查手术，而腹腔镜下子宫修补术国内外报道均较少，但随着近年来腹腔镜技术的不断成熟，其应用亦越来越广泛。Rottenstreich M 等报道了 1 例产后子宫破裂并行腹腔镜修补的个案。此病例有阴道成功分娩病史，生命体征平稳，为明确诊断，先行腹腔镜检查，明确诊断后再行修补，其优点：①手术创面小，恢复快；②可明确诊断，较少误诊，对孕产妇的损伤小；③腹腔镜手术技术成熟。该患者术后 42 天复查 MRI，子宫愈合良好，无子宫切口愈合不良的表现，值得临床推广。

参考文献

1. BARGER M K，NANNINI A，DEJOY S，et al. Maternal and newborn outcomes following uterine rupture among women without versus those with a prior cesarean[J]. J Matern Fetal Neonatal Med，2013，26（2）：183-187.

2. Gibbins K J，Weber T，Holmgren C M，et al. Maternal and fetal morbidity associated with uterine rupture of the unscarred uterus[J]. Am J Obstet Gynecol，2015，213（3）：382. e1-382. e6.

3. AL-ZIRQI I，DALTVEIT A K，VANGEN S. Infant outcome after complete uterine rupture[J]. Am J Obstet Gynecol，2018，219（1）：109. e1-109. e8.

4. SMITH J G，MERTZ H L，MERRILL D C. Identifying risk factors for uterine rupture[J]. Clin Perinatol，2008，35（1）：85-99.

5. ABHA S，CHANDRASHEKHAR S. Uterine rupture：still a harsh reality[J]. J Obstet Gynaecol India，2015，65（3）：158-161.

6. MU Y，LI X，ZHU J，et al. Prior caesarean section and likelihood of vaginal birth，2012—2016，China[J]. Bull World Health Organ，2018，96（8）：548-557.

7. TAHSEEN S，GRIFFITHS M. Vaginal birth after two caesarean sections（VBAC-2）-a systematic review with meta-analysis of success rate and adverse outcomes of VBAC-2 versus VBAC-1 and repeat （third） caesarean sections[J]. BJOG，2010，117（1）：5-19.

8. AL-ZIRQI I，DALTVEIT A K，VANGEN S. Maternal outcome after complete uterine rupture[J]. Acta Obstet Gynecol Scand，2019，98（8）：1024-1031.

9. RONEL D，WIZNITZER A，SERGIENKO R，et al. Trends，risk factors and pregnancy outcome in women with uterine rupture[J]. Arch Gynecol Obstet，2012，285（2）：317-321.

10. ROTTENSTREICH M，ROTEM R，HIRSCH A，et al. Delayed diagnosis of intrapartum uterine rupture-maternal and neonatal consequences[J]. J Matern Fetal Neonatal Med，2019，15：1-6.

11. GUILIANO M，CLOSSET E，THERBY D，et al. Signs，symptoms and complications of complete and partial uterine ruptures during pregnancy and delivery[J]. Eur J Obstet Gynecol Reprod Biol，2014，179：130-134.

12. SENTILHES L，VAYSSIÈRE C，BEUCHER G，et al. Delivery for women with a previous cesarean：guidelines for clinical practice from the French College of Gynecologists and Obstetricians（CNGOF）[J]. Eur J Obstet Gynecol Reprod Biol，2013，170（1）：25-32.

13. ROTTENSTREICH M，KHATIB F，SELA H Y，et al. Laparoscopic repair of uterine rupture diagnosed in the early postpartum period[J]. Eur J Obstet Gynecol Reprod Biol，2019，240：379-80.

（何小青　蔡彦卿）

病例2　腹腔镜子宫肌瘤剥除术后子宫切口愈合不良

【病例介绍】

（1）出院诊断：①阔韧带肌瘤（2016 年 11 月 28 日）；②子宫肌瘤剥除术后子宫切口愈合不良，继发贫血(2017年6月3日)。

（2）一般情况：年龄 36 岁，已婚，末次月经：2016 年 11 月 7 日。生育史：2-0-0-2，2011 年和 2013 年分别顺产 1 胎。

（3）病史：平素月经规则，7/28 天，量中，无痛经。2016 年体检 B 超发现子宫肌瘤。11 月 1 日来我院就诊，B 超提示：紧贴子宫右侧壁见低回声（69 mm × 54 mm × 48 mm），边界清，内回声不均，似来源于右侧壁峡部。门诊以“子宫肌瘤”收入院。既往 2015 年腹腔镜下阑尾切除史。否认其他疾病史。

（4）诊疗经过：患者于 2016 年 11 月 22 日行全麻腹腔镜下子宫肌瘤剔除术，术中见子宫前位，子宫右侧壁峡部见一肌壁间肌瘤向右侧阔韧带生长，直径 6 cm，剥除肌瘤过程中进宫腔，1-0 倒刺线连续缝合瘤腔。术后病理（2016 年 11 月 23 日）示子宫平滑肌瘤。术后体温平稳，恢复良好，如期出院。

（5）再入院诊疗经过：术后 14 天来潮，量如常。12 月 20 日术后 28 天无明显诱因下出现大量阴道流血，量多如冲，伴血块，无腹痛等不适。至我院急诊，B 超提示宫颈内见两个弱回声，大者 15 mm × 12 mm，阴道内混合回声 37 mm × 47 mm × 31 mm，内部分呈弱回声，部分中高回声。急查血常规：Hb 57.2 g/L，故以“子宫肌瘤剥除术后异常子宫出血、重度贫血”收入院。入院后在输血、抗感染、补液治疗同时急诊刮宫后出血止。12 月 26 日术后 34 天无明显诱因下再次大量阴道出血，急诊 MRI 提示子宫峡部右前壁肌层不连续，内见大小约 1.2 cm × 1.4 cm 类圆形囊状异常信号，似与宫腔相通，右侧宫旁见不规则条索状低回声，与子宫下部右侧浆膜面分界欠清，考虑子宫切口愈合不良（图 38A）。经积极对症治疗纠正重度贫血后，以子宫切口愈合不良，再次行腹腔镜探查，术中见子宫下部右侧术后改变，见倒刺线，浆膜面完整，下推膀胱腹膜反折后见子宫峡部右侧肌层全层缺损至子宫内膜，与宫腔相通，大小 1.5 cm × 1.8 cm，缺损周围组织糟脆，不新鲜（图 39A）。修剪病损组织后，可吸收线间断缝合肌层及黏膜层数针，再将肌层连续缝合（图 39B）。手术顺利，再次手术后恢复佳。术后病理（2016 年 12 月 29 日）：纤维结缔组织，间质内大量炎症细胞浸润。再次手术术后 12 天复查 MRI（2017 年 1 月 11 日）提示子宫峡部术后改变，子宫内膜厚 2 mm，子宫峡部右前壁肌层内见细线状凸向肌层，与宫腔相通，邻近浆膜面完整（图 38B）。术后 1 个月月经来潮，月经量中等，5 天干净。术后随访至今，月经规则，量中等，5 天干净。

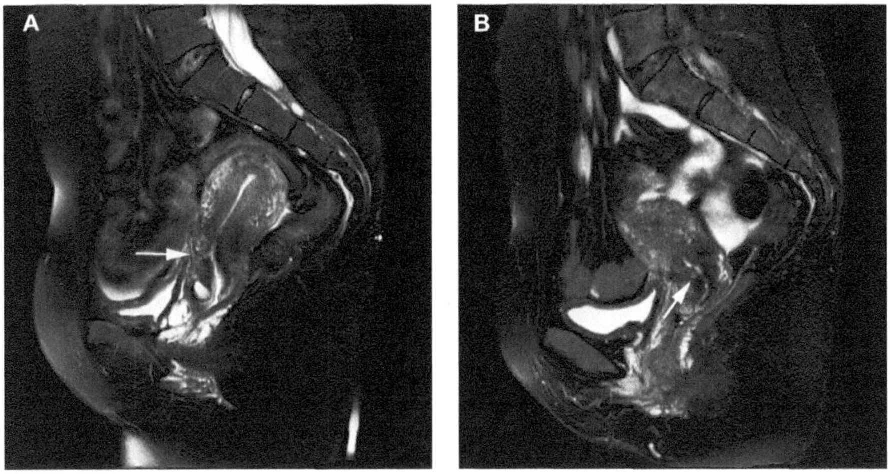

注：A：修补术前；B：修补术后 12 天。

图 38　盆腔核磁影像

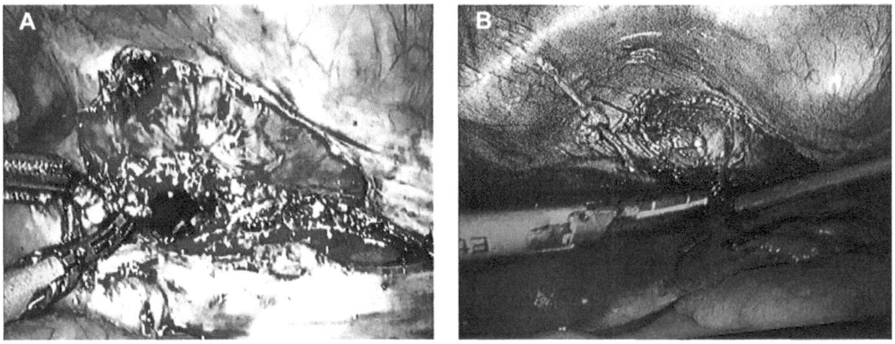

注：A：修补前；B：修补中。

图 39　术中照片

【病例分析】

国内外流行病学研究表明，子宫肌瘤为女性生殖道最常见的良性肿瘤。据国内北京协和医院和其他医院的妇科疾病谱显示，子宫肌瘤手术占比为 22% ～ 35%，始终位列于妇科手术之首。

腹腔镜手术近年来已经成为子宫肌瘤剔除的主要手段。有学者认为，腹腔镜下子宫肌瘤剔除术后，妊娠期发生子宫破裂的潜在危险将增加，并检索到术后妊娠期自发子宫破裂的相关文献报道，其原因或许与腹腔镜下缝合技术不熟练和过度使用电凝有关。但是该文章认为，随着缝合技术的提高及电凝的谨慎使用，开腹手术与腹腔镜手术在剔除子宫肌瘤后发生妊娠期子宫破裂方面并无统计学差异。

（1）该病例诊治教训

①分析该病例，提醒广大临床医生，子宫肌瘤剔除术后出现阴道大出血，首先考虑与手术相关并发症——子宫切口愈合不良的可能，只有在排除手术相关并发症后，才能考虑异常子宫出血的其他病因，如子宫内膜增生性疾病等。该病例首次出现阴道大出血，在没有排除手术并发症的情况下就做诊断性刮宫，虽然短期内由于清除了宫腔内积血而暂时止血，但很快又出现阴道大量出血。

②切口愈合不良可出现近期和远期并发症。绝大部分病例不出现近期症状，而是出现远期并发症，如憩室形成、异常子宫出血、切口妊娠、妊娠后子宫开裂、子宫破裂、前置胎盘、胎盘植入、大出血甚至导致子宫切除等。而该患者以近期症状为表现，术后短期内出现大出血。

③导致切口愈合不良，引起术后短期内大出血的常见原因：A. 缝合技术不当：手术操作者动作粗暴，组织损伤面广，组织

对合欠佳；出血血管未扎紧；未缝扎切口两侧角回缩血管，形成血肿；缝扎过多过密，导致局部缺血，组织坏死，影响愈合。B. 切口感染：术者无菌操作不规范、组织慢性炎症、术中进腔等均可导致切口感染，影响愈合。以上因素均可导致肠溶线溶解脱落、导致血窦重新开放，引起术后大出血。此外，假性动脉瘤是较少见的导致术后子宫出血的原因。通常由手术、炎症、穿透性创伤撕裂动脉壁等所致。由于动脉管壁愈合不良，其一层或多层缺损动脉腔不完全封闭而充满血液的腔隙。其与真性动脉瘤的区别在于假性动脉瘤部分由周围血栓组成，而真性动脉瘤则被三层动脉所包围。平素无明显症状，一旦发生血流灌注异常，周围血栓脱落，则可致子宫大量出血，甚至危及生命。可发生于术后 3 ～ 60 天。

（2）如何减少切口愈合不良的发生

肌瘤剔除后子宫肌层的愈合与肌瘤是否穿透宫腔、术中止血是否彻底、缝合技巧及感染等因素密切相关。其中缝合技巧是影响子宫肌瘤腔愈合的关键因素。为提高切口愈合率，可采用以下方法：①正确选择切口：在肌瘤最突出的表面切开，要考虑到肌层回缩后有充分的正常子宫肌层缝合，修复子宫。对于边缘整齐的瘤腔不建议修剪，以保持缝合的子宫切口无张力。②在子宫肌瘤剔除的过程中减少能量器械的使用，大多使用电针或者电钩切开和分离肌瘤，单极电流对子宫肌层的热损伤与能量负荷即电流的功率及作用的时间相关。应尽可能保守地使用电切、电凝，以免引起子宫肌层坏死，影响肌层的愈合。能量器械的不恰当使用可能与术后子宫切口愈合差、组织薄弱有关。③瘤腔的缝合：穿透子宫内膜的瘤腔要进行分层缝合，黏膜下肌层、肌层－浆肌层缝合，第二层在第一层缝合的针间距中缝合，缝合不要过密，以免影响子宫血供。对多发肌瘤或者特殊部位肌瘤病例，可应用腹腔镜下辅助开腹肌瘤剔除（laproscopic assisted myomectomy，LAM），此术式适用于肌瘤体积大、数量多及特殊部位肌瘤。LAM 在下腹部做一长 6 ～ 8 cm 的切口，可用手触摸宫体，发现小肌瘤，直视下止血及缝合瘤腔以保证缝合的准确性和解剖的完整性，降低妊娠子宫破裂的风险。LAM 取出瘤体方便、快捷；缩短手术时间、减少肌瘤遗漏、降低手术难度及减少创伤。

（3）严格掌握腹腔镜下子宫肌瘤剔除术的适应证

根据我国近 15 年的妇科手术方式变迁史，2002—2016 年，开腹手术的构成比逐渐降低。目前国内外 90% 以上的子宫肌瘤剔除术通过宫、腹腔镜微创手术来完成。而腹腔镜下肌瘤剔除术对医生的技术要求较高，需要掌握熟练的腹腔镜手术技巧和镜下缝合打结技术，需要经过严格的培训和较长时间的腹腔镜手术经验才能获得。因腹腔镜子宫肌瘤剔除术不能完全代替开腹的子宫肌瘤剔出术，所以，手术者应根据不同患者选择最佳手术途径，获得最佳的预后，其内容包括：①术前应根据影像学资料对患者子宫肌瘤的数量、大小、位置等进行准确定位。通常肌瘤大小为 4 ～ 10 cm、数目＜ 10 个者可考虑腹腔镜下子宫肌瘤剔除术，带蒂浆膜下肌瘤尤为适合；对于直径＜3 cm的多发性子宫肌壁间肌瘤，腹腔镜下操作易致遗漏；对于直径＞10 cm多发肌瘤遮挡手术视野者，也可考虑经腹手术；②特殊部位子宫肌瘤（如子宫下段、子宫颈交接处、阔韧带、近膀胱、输尿管或子宫大血管处等，更易导致出血、脏器损伤等）为腹腔镜下子宫肌瘤剔除术的相对禁忌，需根据术者操作经验判断，如术者操作娴熟、经验丰富，仍有可能完成手术；③术者需掌握腔镜下缝合及肌瘤旋切取出技术。

参考文献

1. STEWART E A. Uterine fibroids[J]. Lancet，2001，357（9252）：293-298.

2. KELLY B A，BRIGHT P，MACKENZIE I Z. Does the surgical approach used for myomectomy influence the morbidity in subsequent pregnancy[J]. J Obstet Gynaecol，2008，28（1）：77-81.

3. ISONO W，TSUTSUMI R，WADA-HIRAIKE O，et al. Uterine artery pseudoaneurysm after cesarean section：case report and literature review[J]. J Minim Invasive Gynecol，2010，17（6）：687-691.

4. LEE W K，ROCHE C J，DUDDALWAR V A，et al. Pseudoaneurysm of the uterine artery after abdominal hysterectomy：radiologic diagnosis and management[J]. Am J Obstet Gynecol，2001，185（5）：1269-1272.

5. ZIMON A E，HWANG J K，PRINCIPE D L，et al. Pseudoaneurysm of the uterine artery[J]. Obstet Gynecol，1999，94（5 Pt 2）：827-830.

6. ASAI S，ASADA H，FURUYA M，et al. Pseudoaneurysm of the uterine artery after laparoscopic myomectomy[J]. Fertil Steril，2009，91（3）：929. e1-929. e3.

7. WEN K C，CHEN Y J，SUNG P L，et al. Comparing uterine fibroids treated by myomectomy through traditional laparotomy and 2 modified approaches：ultraminilaparotomy and laparoscopically assisted ultraminilaparotomy[J]. Am J Obstet Gynecol，2010，202（2）：144. e141-144. e148.

8. KALOGIANNIDIS I，PRAPAS N，XIROMERITIS P，et al. Laparoscopically assisted myomectomy versus abdominal myomectomy in short-term outcomes：a prospective study[J]. Arch Gynecol Obstet，2010，281（5）：865-870.

9. 周慧梅，朱兰，刘爱民，等 . 北京协和医院 1986—2005 年妇科手术疾病谱和手术方式构成的变迁 [J]. 实用妇产科杂志，2012，28（9）：68-71.

10. 李伟荣，王慧英 . 2002—2016 年某医院妇科手术疾病谱和手术方式的变迁 [J]. 中国病案，2017，18（10）：77-80.

11. VILOS G A，ALLAIRE C，LABERGE P Y，et al. The management of uterine leiomyomas[J]. J Obstet Gynaecol Can，2015，37（2）：157-178.

12. DONNEZ J，DOLMANS M M. Uterine fibroid management：from the present to the future[J]. Hum Reprod Update，2016，22（6）：665-686.

13. SOHN G S，CHO S，KIM Y M，et al. Current medical treatment of uterine fibroids[J]. Obstet Gynecol Sci，2018，61（2）：192-201.

14. KALOGIANNIDIS I，PRAPAS N，XIROMERITIS P，et al. Laparoscopically assisted myomectomy versus abdominal myomectomy in short-term outcomes：a prospective study[J]. Arch Gynecol Obstet，2010，281（5）：865-870.

15. 王英红 . 腹腔镜子宫肌瘤剔除手术适应证及手术技巧探讨 [J]. 中国实用妇科与产科杂志，2016，32（2）：148-150.

（何小青　蔡彦卿）

病例3　剖宫产术后子宫切口感染

【病例介绍】

（1）出院诊断：① G3P1，孕 36^{+4} 周，早产难产二活婴，高龄孕妇，双绒毛膜双羊膜囊双胎妊娠（DCDA）。②晚期产后出血，剖宫产子宫切口感染。

（2）既往史：36 岁，已婚，G3P0，月经规则，生育史：0-0-2-0。既往有内膜样囊肿行腹腔镜下卵巢囊肿剥除术。有 2 次宫外孕病史（保守治疗和腹腔镜下腹腔内妊娠物清除术）。

（3）本次孕期及分娩经过：因不孕症自然周期移植冻胚 2 枚后受孕，双胎妊娠，孕期经过顺利，于孕 36^{+4} 周时，因“双胎妊娠、试管婴儿胚胎移植术后、高龄初产”行选择性子宫下段剖宫产术，术中两胎儿娩出后子宫收缩乏力呈皮囊状，立即予以 B-Lynch 缝合子宫，产时出血共计 200 mL。产褥期恶露正常，子宫收缩佳，如期出院。

（4）再次入院经过：产后第 31 天，无明显诱因下突发下腹痛、阴道大量流血来我院急诊。B 超提示宫腔内混合回声 73 mm × 60 mm × 46 mm，近宫颈内口处见部分向浆膜面隆起，范围为 18 mm × 15 mm × 10 mm。MRI：子宫下段见囊袋状异常信号凸向浆膜层，浆膜面欠光整，左右径 47 mm，前后径 21 mm，上下径 18 mm，与内膜相连，增强后可见絮状、条索状轻度强化。MRI 提示子宫峡部混杂信号影伴强化，局部浆膜面欠完整（图 41A）。急诊以“双胎剖宫产术后、晚期产后出血、子宫切口愈合不良”收入院行腹腔镜下探查术。术中下推膀胱腹膜反折后见子宫下部肌层全层糟脆坏死，不新鲜，局部缺损，肌纤维水肿，形成憩室样凸起，约 4 cm × 3 cm，与宫腔相通，内含大量脓性液体（图 40）；吸净脓液后，大量生理盐水冲洗切口，修剪坏死组织后重新全层加固缝合切口，并于切口部位放置引流，术后静脉抗感染治疗，引流管每日抗生素冲洗，留置 7 日后拔除引流管，术后 10 日复查 MRI：子宫前壁及峡部浆膜下异常信号，宫体前壁峡部连续性可，厚 7.6 mm。峡部见不规则条状混杂信号延伸至宫颈前壁，左右径 32 mm，前后径 5.8 mm，上下径 38 mm，提示子宫前壁下段异常信号影较术前范围减少（图 41B）；术后 3 个月，复查 MRI 示子宫前壁术后改变，未见明显憩室（图 41C）。术后随访至今，月经规则，量中等，6 天干净。

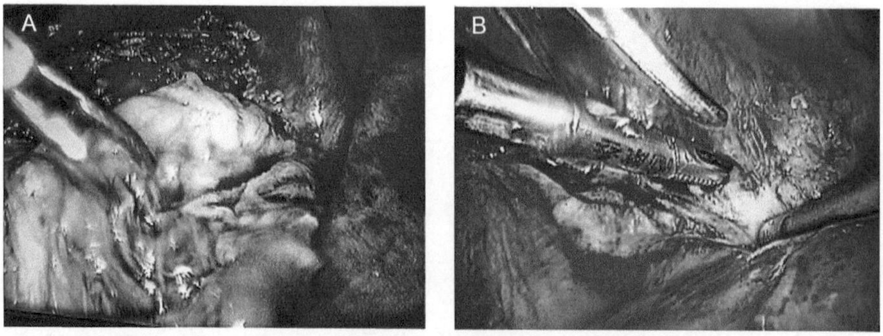

注：A：剖宫产切口裂开并有大量脓液；B：清理创口。

图 40　术中图像

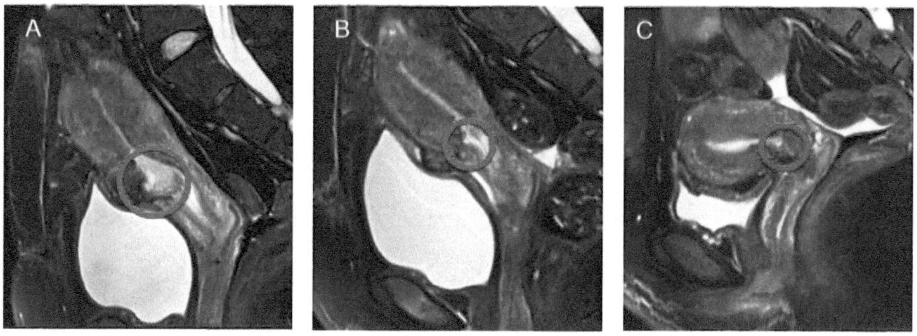

注：A：切口裂开清创修补术前；B：切口裂开清创修补术后10日；C：切口裂开清创修补术后3个月。

图 41 MRI 图像

【病例分析】

（1）感染与子宫切口愈合

剖宫产切口愈合不良是指子宫切口感染或缺血引发的一系列反应，如切口裂开、缝线脱落、组织坏死、宫腔积液等，切口愈合程度与术后子宫复旧、感染、晚期产后出血等并发症密切相关。其发生的可能因素如下：①解剖因素：子宫弓形动脉在子宫峡部的分支较宫体部的分支短，手术时往往切断向下斜行的子宫动脉分支，导致切口尤其切口下缘供血不足，从而影响切口愈合。在缝合切口时两端未超过 0.5 cm，使切口止血不彻底，或有活动性出血的血管未恰当地缝合形成血肿。②切口位置选择不当：子宫切口过高或过低均影响切口愈合，切口过低，切口下缘接近宫颈部，子宫颈主要由结缔组织构成，缺乏肌细胞，局部血液供应不良，易导致缺血、坏死及感染而裂开；瘢痕子宫剖宫产时，如果切口选择在原瘢痕处，由于瘢痕组织增生、缺乏弹性、质薄、愈合能力差、容易引起切口愈合不良。此外，切口上下缘厚薄相差大，很难按解剖层次对齐而影响愈合。③感染因素：有研究证实，多次阴道检查及肛查，可增加术后子宫切口愈合不良的可能。胎膜早破及产程异常者，加上多次阴道检查及肛查，势必增加上行感染的机会，影响子宫切口愈合。另外，由于产程长，先露部的压迫，使子宫下段组织水肿，易撕裂。尤其当胎头下降较深，剖宫产术中取头困难时，常需台下经阴道上推胎头，这不但增加感染机会，还容易导致切口撕裂，缝合困难及缝合时间过长，对合欠佳而致感染。若产妇合并阴道感染或全身感染时，均增加切口感染机会。④缝合技术：子宫切口对合不良、止血不彻底、缝合过紧过密及子宫切口裂伤时反复缝扎止血，均会影响组织血供，进而影响切口愈合。⑤患者既往有基础疾病史，如妊娠合并贫血、营养不良、肝脏疾病、高血压和糖尿病者也易影响子宫切口愈合。⑥手术缝线：国内外研究发现，当剖宫产采用不可吸收的丝线时可出现局部炎性反应，与可吸收缝线相比，手术时间、恶露持续时间、子宫切口愈合程度均有显著差异。

本案例中，患者因双胎妊娠导致子宫收缩乏力呈皮囊状，术者当机立断，术中行 B-Lynch 缝合子宫，该技术作为一项新型剖宫产产后止血技术，可通过机械性挤压子宫、刺激子宫壁肌纤维血管以关闭血管窦，从而营造良好的止血效果，有效避免了产后出血的发生。然而，由于子宫前后壁背带式缝扎后可能致恶露引流不畅，增加宫腔感染机会，子宫的感染又影响切口愈合。此外，该缝合技术可能导致子宫局部组织缺血坏死，同样影响切口部位血供，影响切口愈合。子宫切口感染又与愈合不良相辅相成，互相促进，最终导致切口部位坏死组织血栓脱落，血窦重新开放，最终导致子宫大量出血。

（2）切口愈合不良导致晚期产后大出血的诊治

产后大出血时一般是给予缩宫素、抗生素、止血剂、扩充血容量等基础治疗，并在此基础上积极寻找出血原因。超声检查无创、直观、可重复使用，能及时多角度地动态观察子宫切口的愈合变化，在剖宫产术后切口愈合观察中有着重要的临床筛查价值，而盆腔核磁能更清晰地观察子宫下段愈合情况及宫腔内残留、血肿、异物等排除情况。常见的声像表现为切口隆起明显，边缘模糊，肌壁内回声增强，呈轮廓不清、模糊团块回声，少数可见不规则回声区，或子宫肌壁与膀胱反折间可见不规则低回声或无回声区。大致分为三类：①实性非均质型：提示子宫切口炎性反应，需给予抗感染及促宫缩治疗；②混合回声型：提示子宫切口炎性反应并有积液，积极抗感染及促宫缩治疗，必要时穿刺抽脓、开腹清创、引流；③类囊肿型：子宫切口浆膜层断裂可能，提示局部坏死和感染较重，应尽早剖腹或腹腔镜探查，根据切口感染、坏死情况决定修补子宫切口或切除子宫。子宫下段切口裂开较小、周围组织血供较好的患者可行清创修补术；而对于子宫下段切口裂开较大或全层裂开、周围组织坏死的患者行子宫切除术。该患者入院时根据超声即应考虑到切口愈合不良的可能，待大出血止住后应完善 MRI 检查以明确病情，进行进一步诊疗，最大程度保障患者安全，节约医疗资源。

参考文献

1. GONG S P，GUO H X，ZHOU H Z，et al. Morbidity and risk factors for surgical site infection following cesarean section in Guangdong Provinc，China[J]. J Obstet Gynaecol Res，2012，38（3）：509-515.

2. VIKHAREVA OSSER O，VALENTIN L. Risk factors for incomplete healing of the uterine incision after caesarean section[J]. BJOG，2010，117（9）：1119-1126.

3. SHIROL S S，KAMAT V，SANU N，et al. Gravid uterus in neglected incisional hernia with skin defect-a clinical challenge[J]. Indian J Surg，2015，77（Suppl 1）：172-173.

4. VETTER M H，ANDRZEJEWSKI J，MURNANE A，et al. Surgical management of a heterotopic cesarean scar pregnancy with preservation of an intrauterine pregnancy[J]. Obstet Gynecol，2016，128（3）：613-616.

5. 尹译铎. 妊娠合并糖尿病与非糖尿病产妇剖宫产手术后切口愈合情况对比[J]. 世界最新医学信息文摘，2019，19（25）：92.

6. 翟乃慧. 生物性可吸收缝线在妇产科临床治疗中的应用研究[J]. 中西医结合心血管病电子杂志，2019，7（15）：185.

7. 吴淑慧. 剖宫产术后子宫切口愈合不良的诊断与处理体会[J]. 实用妇科内分泌电子杂志，2018，5（33）：105，107.

8. 王静. 剖宫产术后子宫切口愈合不良 42 例临床分析[J]. 西部医学，2014，26（5）：629-630.

9. 张冬梅. 剖宫产术后晚期产后出血的临床分析[J]. 中国实用医学杂志，2014，9（13）：62-63.

（何小青　蔡彦卿）

病例4 剖宫产术后子宫切口愈合不良

【病例介绍】

（1）出院诊断：① 2017 年 1 月 9 日：G4P2，孕 38^{+5} 周，足月难产一活婴，高龄孕妇，瘢痕子宫（前次剖宫产）。② 2017 年 6 月 3 日：宫腔积血伴感染。③ 2018 年 2 月 3 日：子宫憩室。

（2）一般情况：年龄 37 岁，已婚，末次月经：2016 年 6 月 4 日，生育史：2-0-2-2，2004 年因知情选择行剖宫产，分娩一婴重 3550 g，产后恢复良好，月经规则，经期 5 天。2017 年 1 月 5 日因瘢痕子宫行子宫下段剖宫产。2 次孕早期人工流产史。

（3）住院分娩经过：患者孕期顺利，于 2017 年 1 月 9 日孕 38^{+5} 周行选择性子宫下段剖宫产，手术顺利，术中出血 200 mL，术后恢复可，1 月 9 日如期出院。产后恶露持续淋漓不尽。

（4）第二次入院诊疗经过：患者产后 4 个月，因“阴道出血持续淋漓不尽、伴反复发热”就诊，2017 年 5 月 13 日盆腔 MRI 提示子宫下段宫腔积血，范围约 7.8 cm × 5.8 cm × 6.2 cm，T_1WI 及 T_2WI 高信号为主，混杂片状信号（图 42）。门诊予以抗感染及促宫缩治疗。后随访宫腔内占位未改善，阴道持续淋漓出血，于 5 月 31 日再次入院行宫腔镜检查术。术中探腔深 10 mm，宫腔内大量机化血块，伴有泥浆样浑浊液体流出。因宫腔内大量机化血块而影响宫腔镜下视野，予以超声监护下卵圆钳钳夹取出宫腔内组织物，至组织物完全取净。术后病理提示：血液中极少量破碎胎膜组织伴大量炎性细胞浸润。宫腔分泌物培养（－）。术后复查阴道超声提示：宫腔下段见细条状高回声，长约 10 mm，可见其贴于宫腔前壁瘢痕组织处，术后抗感染治疗后 2 周阴道出血止。因母乳喂养闭经。

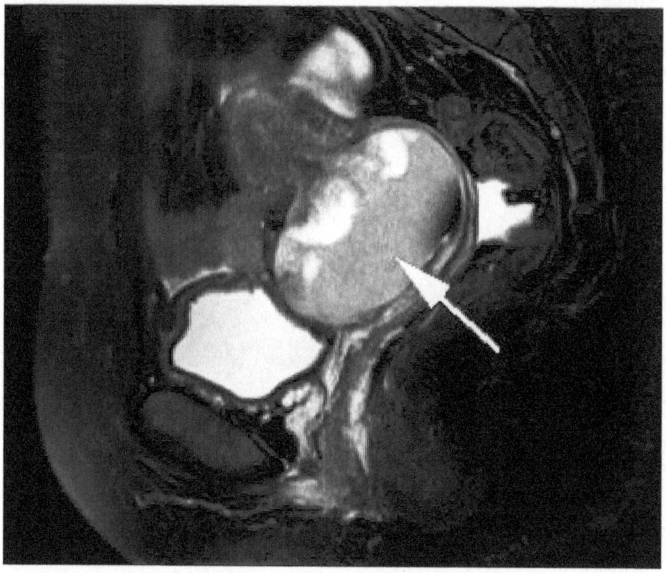

图 42　产后 4～5 个月 MRI 图像（积血）

（5）术后 1 年诊疗经过：患者产后 10 个月月经恢复，继之出现月经经期延长，最长 23 天，周期及经量正常。2018 年 1 月 18 日复查 MRI 提示子宫前位，内膜 5.9 mm，前壁下段下部肌层薄，局部肌层囊袋状高信号图像突向浆膜面，上下径 16.7 mm，左右径 22 mm，前后径 11 mm，顶端距浆膜面 2.1 mm，首先考虑切口憩室伴积血（图 43）。于 2018 年 1 月 30 日行阴式子宫憩室修复术，手术顺利。术后随访 3 个月内月经淋漓天数由术前 20 余天缩短至 10 天，3 个月后又出现经期延长至 15 天，周期同前。

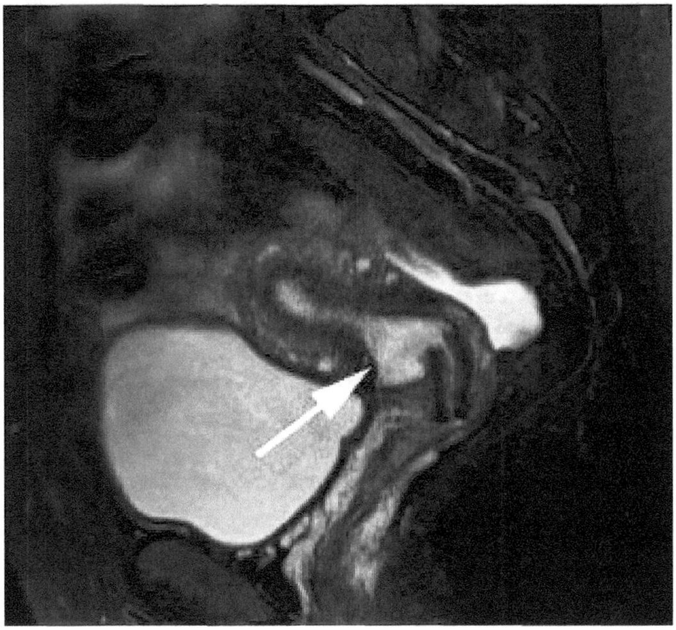

图 43　产后 12 个月 MRI 图像（修补前）

2018 年 8 月 2 日复查阴道超声示：宫腔内峡部呈弱回声反射，范围约 14 mm × 18 mm × 12 mm，距前壁肌层约 3.4 mm（图 44），考虑小憩室可能，于 2018 年 10 月放置曼月乐环，放环后随访至今，月经周期 3 ～ 4 个月，量少，2 天干净，无不适。患者满意度评分和生活质量显著提高。2019 年 1 月 24 日复查 B 超：宫腔内下部分至前壁峡部处见中回声为主混合回声区，范围约 15 mm × 15 mm × 11 mm，边界欠清晰，内部回声不均匀。宫腔内节育器上端距宫底浆膜层 15 mm（图 45）。

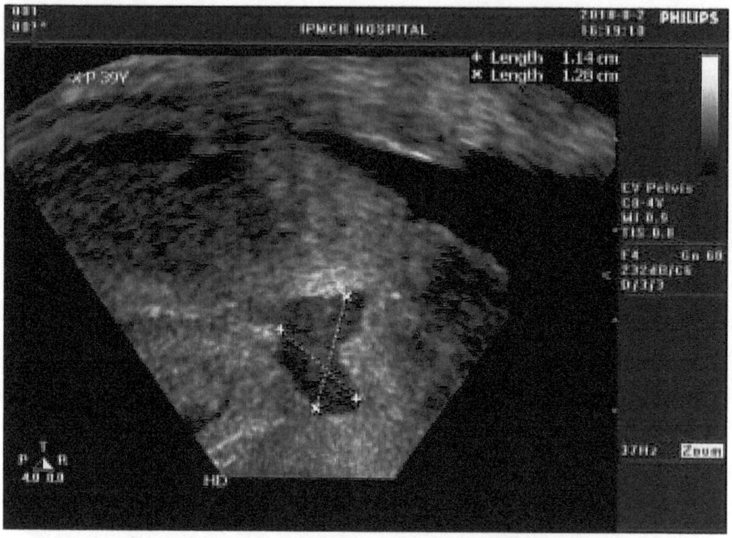

图 44　产后 19 个月超声图像（放置曼月乐前）

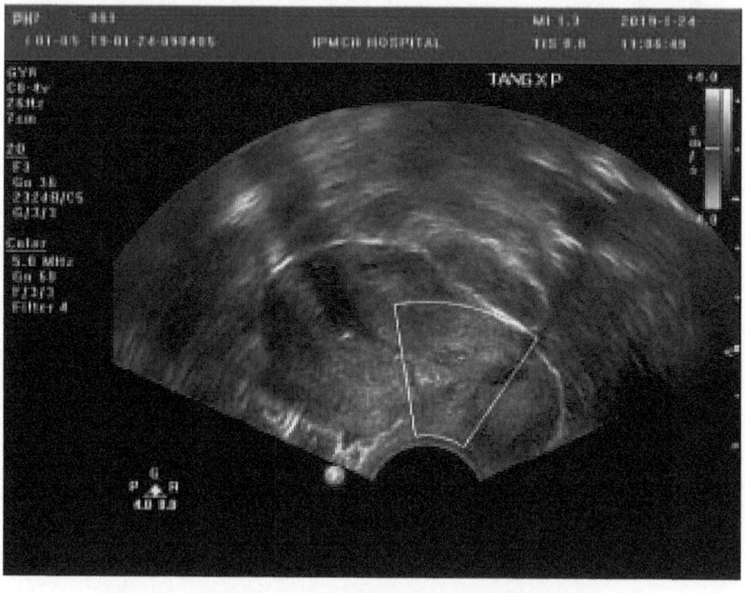

图 45　产后 24 个月超声图像（放置曼月乐后）

【病例分析】

研究表明，近一半具有剖宫产史的女性患有 CSD。更有学者表示，发病率随剖宫产次数的增加而显著上升，一次剖宫产史 CSD 发病率约为 61%，二次剖宫产史 CSD 发病率约为 81%，3 次剖宫产史 CSD 发病率可高达 100%。CSD 是剖宫产术后威胁妇女健康的严重远期并发症，主要表现为剖宫产后月经淋漓不尽、月经增多、下腹隐痛不适或继发不孕，影响女性健康及生活质量。其目前主要临床治疗手段包括口服避孕药、宫腔镜手术、腹腔镜手术、阴式手术和放置曼月乐环。目前尚无治疗指南可循。有研究表明，对于残余肌层＞ 3 mm 的小憩室患者，可采用宫腔镜手术。而对于残余肌层薄而大的憩室，如何选择治疗方案尚无定论。

（1）子宫切口憩室大小的影像因素

有报道认为，多次剖宫产及后屈位子宫患者更易形成大憩室，原因为：后屈子宫使子宫前壁下段张力增加，导致血流灌注减少，从而影响切口愈合，其形成的憩室宽度及深度常大于子宫前屈者，残余肌层厚度更薄。此外，多次剖宫产史也可影响组织愈合能力，产生更大的憩室，且具有较大憩室的患者，更常表现为月经后点滴出血、痛经、性交困难、慢性盆腔痛等症状。更有研究表明，憩室体积越大，其月经后点滴出血时间越长。而对于本例患者，其既往具有剖宫产史，且此次产后宫腔下段积血，大量机化血块及坏死组织残留，继发感染，大量炎性物质浸润，导致子宫下段肌层纤维化，影响剖宫产切口愈合。此外，尽管该患者子宫位置为前位，但由于宫腔下段大量积血块，子宫前壁下段张力非常大，影响子宫收缩复旧，导致大憩室的形成。该患者月经后点滴出血最长可达 20 余天，与大憩室的症状和体征相符合。

（2）子宫切口大憩室的处理

对于大憩室治疗的目的既要缓解临床症状，又要使子宫下段解剖得以重建。适用的主要手段包括：经腹、腹腔镜和经阴道憩室修补术（详见相关章节）。本例患者剖宫产术后月经淋漓不尽可达 20 余天，严重影响生活，考虑其子宫憩室大，子宫下段肌层缺损明显，因此建议经阴道子宫憩室修复术。

本例患者在接受经阴道子宫憩室修复术后 3 个月内，月经后点滴出血症状明显缓解，而 3 个月之后，月经后出血再次延长，分析原因与术前的大憩室转变为小憩室有关。遂建议其放置曼月乐环来对症处理，随访至今一年余，患者月经淋漓症状完全缓解，无复发，效果显著，满意度评分和生活质量显著提高。曼月乐环系左炔诺孕酮宫内缓释系统，通过在宫腔局部释放孕激素来抑制子宫内膜增生，从而达到缩短出血时间、减少出血量的目的，尤其适用于小至中等大小的憩室，也不失为憩室手术治疗后一种有效的辅助方法。除治疗憩室之外，其为一项长期、优效、安全的方法，尤其适用于憩室合并有经量过多、子宫腺肌症、子宫内膜异位症、子宫内膜增生性疾病等患者。

参考文献

1. ROBERGE S，BOUTIN A，CHAILLET N，et al. Systematic review of cesarean scar assessment in the nonpregnant state：imaging techniques and uterine scar defect[J]. Am J Perinatol，2012，29（6）：465-471.

2. OSSER O V，JOKUBKIENE L，VALENTIN L. High prevalence of defects in cesarean section scars at transvaginal ultrasound examination[J]. Ultrasound Obstet Gynecol，2009，34（1）：90-97.

3. WANG C B，CHIU W W，LEE C Y，et al. Cesarean scar defect：correlation between cesarean section number，defect size，clinical symptoms and uterine position[J]. Ultrasound Obstet Gynecol，2009，34（1）：85-89.

4. VERVOORT A J，VAN DER VOET L F，WITMER M，et al. The HysNiche trial：hysteroscopic resection of uterine caesarean scar defect （niche） in patients with abnormal bleeding，a randomised controlled trial[J]. BMC Womens Health，2015，15：103.

5. OFILI YEBOVI D，BEN NAGI J，SAWYER E，et al. Deficient lower-segment cesarean section scars：prevalence and risk factors[J]. Ultrasound Obstet Gynecol，2008，31（1）：72-77.

6. BIJ DE VAATE A J，BRÖLMANN H A，VAN DER VOET L F，et al. Ultrasound evaluation of the cesarean scar：relation between a niche and postmenstrual spotting[J]. Ultrasound Obstet Gynecol，2011，37（1）：93-99.

（何小青　蔡彦卿）

出版者后记

Postscript

科学技术文献出版社自1973年成立即开始出版医学图书，40余年来，医学图书的内容和出版形式都发生了很大变化，这些无一不与医学的发展和进步相关。《中国医学临床百家》从2016年策划至今，感谢600余位权威专家对每本书、每个细节的精雕细琢，现已出版作品近百种。2018年，丛书全面展开学科总主编制，由各个学科权威专家指导本学科相关出版工作，我们以饱满的热情迎来了《中国医学临床百家》丛书各个分卷的诞生，也期待着《中国医学临床百家》丛书的出版工作更加科学与规范。

近几年，中国的临床医学有了很大的发展，在国际医学领域也开始崭露头角。以北京天坛医院牵头的CHANCE研究成果改写美国脑血管病二级预防指南为标志，中国一批临床专家的科研成果正在走向世界。但是，这些权威临床专家的科研成果多数首先发表在国外期刊上，之后才在国内期刊、会议中展现。如果出版专著，又为多人合著，专家个人的观点和成果精华被稀释。为改变这种零落的展现方式，作为科技部所属的唯一一家出版机构，我们有责任为中国的临床医生提供一个系统展示临床研究成果的舞台。为此，我们策划出版了这套高端医学专著——《中国医学临床百家》丛书。

"百家"既指临床各学科的权威专家，也取百家争鸣之义。

丛书中每一本书阐述一种疾病的最新研究成果及专家观点，按年度持续出版，强调医学知识的权威性和时效性，以期细致、连续、全面展示我国临床医学的发展历程。与其他医学专著相比，本丛书具有出版周期短、持续性强、主题突出、内容精练、阅读体验佳等特点。在图书出版的同时，同步通过万方数据库等互联网平台进入全国的医院，让各级临床医生和医学科研人员通过数据库检索到专家观点，并能迅速在临床实践中得以应用。

在与作者沟通过程中，他们对丛书出版的高度认可给了我们坚定的信心。北京协和医院邱贵兴院士说"这个项目是出版界的创新……项目持续开展下去，对促进中国临床学科的发展能起到很大作用"。中国人民解放军第二军医大学孙颖浩校长表示"我鼓励我国的泌尿外科医生把自己的创新成果和宝贵的经验传播给国内同行，我期待本丛书的出版"；北京大学第一医院霍勇教授认为"百家丛书很有意义"。我们感谢这么多临床专家积极参与本丛书的写作，他们在深夜里的奋笔，感动着我们，鼓舞着我们，这是对本丛书的巨大支持，也是对我们出版工作的肯定，我们由衷地感谢作者的支持与付出！

在传统媒体与新兴媒体相融合的今天，打造好这套在互联网时代出版与传播的高端医学专著，为临床科研成果的快速转化服务，为中国临床医学的创新及临床医生诊疗水平的提升服务，我们一直在努力！

科学技术文献出版社